Anne Simons
Alexander Rucker

Gesund länger leben durch OPC

Das Standardwerk zum Thema OPC: Informationen aus erster Hand

Kann Rotwein das Herzinfarktrisiko senken? Was hat Skorbut mit OPC zu tun? Woher weiß man, dass OPC zu 100 Prozent bioverfügbar ist? Wieso verzehnfacht OPC die Wirkung von Vitamin C? Ist OPC das lange gesuchte »Vitamin P«? Was ist überhaupt ein Vitamin? Wodurch entwickelt sich Sauerstoff zu gefährlichen freien Radikalen, die unterschiedliche Krankheiten hervorrufen? Und wie verhindert OPC, dass unsere Zellen »ranzig« werden?
Spannend und allgemeinverständlich erläutert Anne Simons klinische Studien und lässt ihre Leser an den Informationen und Gedanken teilhaben, die Professor Masquelier ihr bei ausführlichen Gesprächen anvertraut hat. Auch die Nutzer von OPC, die durch den Naturheilstoff Linderung oder Heilung von vielfältigen Krankheiten und Beeinträchtigungen erfahren haben, kommen in Fallbeispielen zu Wort. Warum gilt OPC auch als Antialterungsvitamin? Wie beugt OPC dem Infarkt bei Athero- und Arteriosklerose vor? Wie kann OPC auf unterschiedlichen Gebieten stärken und heilen, etwa bei Konzentrations- und bei Sehschwäche, bei Wunden und Knochenbrüchen, Hautproblemen, hormonellen Störungen, Kopfschmerzen, Entzündungen und Allergien? Wie kann man mit OPC Falten reduzieren und sich dauerhaft eine glatte, frische Haut erhalten? Wie lässt sich der Vitalstoff bei Tieren einsetzen? Im vorliegenden Standardwerk erfahren Sie alles über OPC.

Anne Simons hat den Vitalstoff OPC im deutschsprachigen Raum bekannt gemacht. Hunderttausende haben ihre Bücher und Broschüren über das mächtige Anti-Alterungsvitamin gelesen. Als begehrte Referentin hat Anne Simons seit der Jahrtausendwende zudem unzähligen begeisterten Zuhörern die medizinischen Hintergründe und vielfältigen Anwendungsmöglichkeiten des natürlichen Wirkstoffs OPC nahegebracht. Ihr detailliertes Wissen zum Thema OPC stammt aus erster Hand: Bis zu seinem Tod im Jahr 2009 war Anne Simons eng mit Prof. Dr. Jack Masquelier befreundet, der OPC entdeckt und über Jahrzehnte hinweg erforscht hat. Die Autorin, Jahrgang 1956, hat ein geisteswissenschaftliches Studium absolviert und Sachbücher zu zahlreichen Gesundheitsfragen und verwandten Themenbereichen publiziert. Sie ist verheiratet und lebt bei Berlin.

Anne Simons
Alexander Rucker

Gesund länger leben durch OPC
Der natürliche Wirkstoff für das neue Jahrtausend

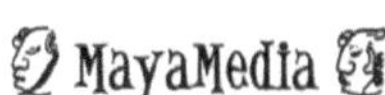

MayaMedia im Internet:
www.mayamedia.de

11. Auflage 2025, durchgesehen und aktualisiert
Veröffentlicht im MayaMedia Verlag, Falkensee
© 1999–2025 MayaMedia Verlag Dr. Andreas Gößling, Falkensee
Alle Rechte der Verbreitung, auch durch Funk, Fernsehen, fotomechanische Wiedergabe, digitale Medien und Tonträger jeder Art und auszugsweisen Nachdruck sowie der Übersetzung, sind vorbehalten.

Angaben gemäß GPSR:
MayaMedia Verlag Dr. Andreas Gößling
Ringstr. 93, D-14612 Falkensee
office@mayamedia.de

Abbildungen im Buch mit freundlicher Genehmigung von Alfa Omega, Rom
Satz und Cover: Adobe InDesign im MayaMedia-Verlag
Druck: Libri Plureos GmbH, Friedensallee 273, 22763 Hamburg
ISBN: 978-3-944488-64-6

Inhalt

Vorwort

In heutiger Zeit kann man einen Trend beobachten, der auf den ersten Blick paradox wirken mag: Obwohl in den letzten hundert Jahren unsere Lebenserwartung dramatisch gestiegen ist und die Medizin ungeheure technische Fortschritte verzeichnet, wird das Thema Gesundheit für viele Menschen immer wichtiger. Anstatt sich unbesorgt auf diese schönen Errungenschaften zu verlassen, nehmen sie ihre gesundheitliche Pflege selbst in die Hand, informieren sich über alternative Heilmethoden und haben ein großes Interesse an »gesunder Ernährung« beziehungsweise Nahrungsergänzungsmitteln. Der Markt boomt.

Bei genauerer Betrachtung stellt man fest, dass diese Entwicklung gar nicht so paradox ist. Zwar ist unsere Lebensdauer statistisch eindrucksvoll gestiegen, aber leider hat sich nicht zugleich die Zeitspanne verlängert, in der wir auch gesund sind. Verschleiß- und Erschöpfungskrankheiten, besonders auch im Zusammenhang mit unserem immer schlechter funktionierenden Immunsystem, machen sich irgendwann bemerkbar und verringern unsere Lebensqualität. Was hat man schon von einer langen Lebensdauer, wenn man die halbe Zeit von Schmerzen, Erschöpfung oder Zwang zum Verzicht geplagt wird!

Die hochtechnisierte Medizin vermag – mit etwas Glück – die schlimmsten Fälle zu »reparieren«, aber mit den physischen Zusammenbrüchen, mit Operationen und Rehabilitation sind zugleich dramatische Zäsuren in den Lebensläufen verbunden: Mit größter Wahrscheinlichkeit ist das Leben danach nicht mehr so wie zuvor; bruchlos an die Zeit »vorher« anschließen kann man meist nicht.

Angesichts dieser unerfreulichen Vorstellung – und leider ist sie für viele Menschen die Realität – sollte man doch besser vorbeugen, sich nach den Nährstoffen, Vitaminen, gesundheitlich vernünftigen Lebensweisen erkundigen, mit deren Hilfe es gar nicht erst so weit kommen muss.

Die Suche nach dem Jungbrunnen ist ein Thema, so alt wie die Menschheitsgeschichte: Gibt es ein Mittel, das uns lange jung und gesund erhält?

Auch wenn sich das ein wenig kühn anhören mag, wagen wir zu behaupten: Vielleicht ist er tatsächlich gefunden, der Stoff, den die Natur uns schenkt, damit wir uns ein Leben lang vor Krankheit und Siechtum, ja sogar vor vorzeitigem Altern bewahren können ...

OPC ist die Abkürzung für »oligomere Procyanidine«. OPC ist ganz natürlich und in vielen Pflanzen – sowie in Rotwein – vorhanden. Seit Jahrhunderten sind deren Heilwirkungen bekannt, aber der Stoff selbst, auf den diese Wirkungen zurückgehen, wurde erst im 20. Jahrhundert entdeckt und systematisch erforscht. Die vielfältigen Untersuchungen nach strengsten wissenschaftlichen Kriterien förderten Erstaunliches zutage: OPC ist das mächtigste derzeit bekannte Antioxidans, 18bis 20-mal stärker als Vitamin C und 40bis 50-mal stärker als Vitamin E! Es hat enorm gefäßschützende Eigenschaften und ist dadurch ein wichtiger Faktor im Kampf gegen Herz- und Kreislauferkrankungen: Arteriosklerose, Herzinfarkt und Schlaganfall. Es reguliert den Cholesterinspiegel. Seine Eigenschaft, den Kollagenaufbau zu unterstützen, bewirkt neben vielfältigen gesundheitlichen Vorzügen, dass die Haut – wie alle anderen Körpergewebe – vor schnellem Altern und Faltenbildung geschützt ist und deutlich länger jung bleibt.

Entzündungen, allergische Reaktionen, Karies, Sehschwäche, Konzentrations- und altersbedingte Gehirnstörungen ... die Liste ist äußerst umfangreich. Wir können Ihnen nur empfehlen, sich selbst ein Urteil zu bilden: Informieren Sie sich über OPC, und nehmen Sie es ein. Und seien Sie versichert, dass dieser Stoff von hochrangigen Wissenschaftlern, allen voran Professor Jack Masquelier, seit nunmehr über 70 Jahren erforscht wird. In Frankreich bildet er seit 1950 die Grundlage dreier gefäßschützender Arzneimittel, die von Ärzten verschrieben werden.

Masquelier hat Pionierarbeit geleistet. Seine Forschungen wurden systematisch dokumentiert von Bert Schwitters. In seinen Büchern *OPC in Practice* und *Dr. Masquelier's Mark on Health* sind sämtliche Forschungsbeiträge zum Thema OPC zusammengestellt. Bert Schwitters stellte auch wesentliche Informationen, Bildmaterial sowie einige Fallbeispiele für dieses Buch zur Verfügung. Anne Simons verdankt ihm darüber hinaus die persönliche Bekanntschaft mit Professor Masquelier.

Und nun machen Sie sich gemeinsam mit uns auf die spannende Entdeckungsreise zu einem Stoff, der unsere Gesundheit revolutionieren könnte: OPC für ein längeres Leben in Gesundheit.

Anne Simons und Alexander Rucker

Anne Simons:
Vorwort zur 9. Auflage

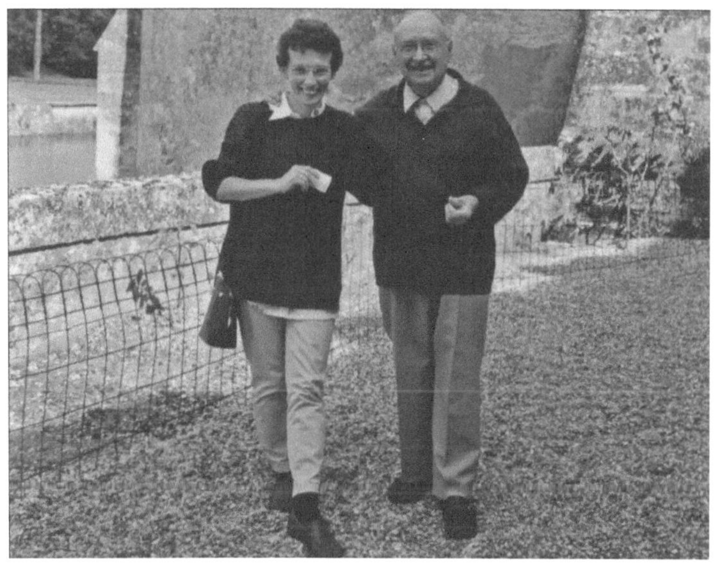

Meine 20 Jahre mit OPC

Seit Beginn meiner Beschäftigung mit OPC und dem Verfassen meines ersten Buchs zu diesem Thema (1998 unter
dem Titel *Das OPC-Gesundheitsbuch* im Scherz-Verlag veröffentlicht) sind mittlerweile 20 Jahre vergangen – Zeit für
einen Rückblick.

Der Anfang

Als ich Mitte der 1990er-Jahre zum ersten Mal die Anwendungsliste des Naturheilstoffs OPC sah und von einem Verlag gebeten wurde, das Thema für ein Buchprojekt zu recherchieren, lehnte ich spontan ab. Ein Allheilmittel, das von Kopf bis Fuß, von harmlosen Beschwerden bis hin zu schlimmen Zivilisationskrankheiten Hilfe bringen soll? Das konnte doch nicht seriös sein. Dachte ich.
Wenig später stieß ich erneut auf OPC, diesmal bei einer Recherche zum »französischen Paradox«. Das ist ein statistisches Phänomen: Mitte des 20. Jahrhunderts hatte man festgestellt, dass die Franzosen das geringste Herztodrisiko weltweit hatten, obwohl sie im Vergleich zu anderen Völkern ungesünder lebten, also rauchten, wenig Sport trieben, fettreich aßen und dazu regelmäßig Rotwein tranken. Nun war mein Interesse geweckt. Ich recherchierte und fand hochinteressante Studien und Forschungsergebnisse zu OPC, einem wesentlichen Inhaltsstoff im Rotwein, und lernte dessen Entdecker kennen, den französischen Wissenschaftler Professor Dr. Jack Masquelier.

Eigene erste Erfahrung

Mittlerweile hatte ich selber ein Jahr lang täglich 50 mg OPC eingenommen – schließlich erforderte die umfassende Beschäftigung mit der neuen Substanz auch einen Selbsttest. Bei einer zufälligen zahnärztlichen Untersuchung mit Röntgenaufnahme zeigte sich nach diesem Jahr, dass mein durch starke Parodontose zurückgegangenes Zahnfleisch sowie abgebauter Kieferknochen sich wieder aufgebaut hatten. Einfach so.
Dieses aufregende Erlebnis war der Beginn einer Reise durch ein naturwissenschaftliches Gebiet, in dem sich Botanik, insbesondere die heilende Seite von Pflanzen, und

die menschliche Physiologie auf faszinierende Weise verbinden. Zusätzliche spannende Fallberichte lieferte Alexander Rucker, der zu diesem Zeitpunkt bereits vielfältige heilpraktische Erfahrungen mit OPC gemacht hatte.

Der Entdecker

Meine Freundschaft mit Professor Masquelier

Ich hatte das große Glück, Professor Masquelier, den Entdecker und Erforscher von OPC, persönlich kennenzulernen und mit ihm zusammenarbeiten zu dürfen. Im Laufe der Jahre entwickelte sich zwischen ihm, seiner Frau und mir zudem eine wunderbare Freundschaft, die bis zu seinem Tod im Jahr 2009 anhielt.

Professor Masquelier war ein feiner Mensch, hochgebildet, respekt- und stilvoll, ein sensibler Charakter, ein bei seinen Studenten sehr geschätzter Lehrer und ein genialer Wissenschaftler. Er war Doktor der Naturwissenschaften, ein Titel, der mittlerweile wegen seiner kaum zu bewältigenden Komplexität nicht mehr existiert, denn er umfasste Biologie, Chemie, Biochemie, Pharmazie und Medizin.

Warum ich Professor Masquelier kennenlernen durfte? Als eine in Deutschland erfolgreiche Autorin naturheilkundlicher Sachbücher hatte ich mich gründlich in das Thema OPC eingearbeitet, und außerdem beherrsche ich neben meiner Muttersprache Deutsch auch Englisch und Französisch. Damit erfüllte ich die Voraussetzungen für das Verfassen eines Buches, in dem Jack Masqueliers Forschungen zu OPC im Vordergrund stehen sollten.

Ausschlaggebend aber war, dass der Professor und ich uns

von Anfang an gut verstanden und über die gemeinsame
Arbeit hinaus einen persönlichen freundschaftlichen Dialog unterhielten. Noch kurz vor seinem Tod erhielt ich
einen berührenden Brief von ihm und »als Beweis meiner
Freundschaft« eine 546 Seiten umfassende Autobiografie,
Un Enseignant d'Autrefois (auf Deutsch *Ein Lehrer, wie es sie
früher gab*), die er in kleiner Stückzahl für seine Familie und
enge Freunde hatte drucken lassen. Sie enthält neben der
Darstellung seiner wissenschaftlichen Tätigkeit viele private Anekdoten und ist eine Quelle persönlicher Details aus
seinem Leben sowie ein stilistisch hervorragendes Dokument der französischen Zeitgeschichte. Dieses eine Exemplar hüte ich wie einen Schatz!

Was vielen Wissenschaftlern vor Jack Masquelier, auch
dem zweifachen Nobelpreisträger Alfred Szent-Györgyi,
nicht gelang, wurde zu seinem Lebenserfolg: die Entdeckung der farblosen Substanz OPC und ihre Erforschung,
die Professor Masquelier sein Leben lang mit Leidenschaft
betrieb.

Jack Masquelier – ein biografischer Überblick

In einer Kleinstadt im Norden Frankreichs gab es eine
»Masquelier«-Straße, die nicht nach dem berühmten Forscher, sondern nach dessen Vater benannt war. Arthur
Masquelier baute nach dem Ersten Weltkrieg die zerstörten Häuser in nordfranzösischen Städten wieder auf, wo
die junge Familie jeweils wohnte.

Der am 14. April 1922 in Paris geborene Jack, dessen englische Namensschreibweise sich der mütterlichen Anglophilie verdankte, war schon als Kind vielseitig interessiert:
Er konnte mit vier Jahren lesen und schreiben, versenkte
sich in Literatur und ebenso in die Natur: Tiere, Pflanzen,
Mineralien. Er lernte Latein und Griechisch.

Die faszinierende Struktur von Pflanzen untersuchte er

unter einem Mikroskop, am Strand gesammelte Muscheln und andere Meerestiere brachte er in eine systematische Ordnung. Er war von Anfang an ein Einserschüler, und sein Lehrer Abbé Moronval übertrug schon dem Fünftklässler die Aufgabe, die maritime Sammlung des Museums in Malo aufzubauen.

Als Oberschüler vertiefte Jack Masquelier seine chemischen Kenntnisse im eigenen Labor. Auch oblag ihm die Verwaltung der naturwissenschaftlichen Schulsammlung. 1938 verfasste er auf Wunsch seiner Schule die wohl erste seiner insgesamt gut 200 wissenschaftlichen Publikationen, in der er beschrieb, wie man eine Muschelsammlung nach wissenschaftlichen Standards erstellt.

Zwangsarbeit in Erfurt

Nach einem ausgezeichneten Abitur 1939 lag Masquelier, der auch während des gesamten Studiums der Medizin und Pharmazie nur Bestnoten erzielte, eine große Karriere zu Füßen. Doch die Geschichte sah zunächst etwas anderes vor: Krieg, Deportation nach Erfurt und dort Zwangsarbeit in der Mohren-Apotheke. Durch den Krieg herrschte in Hitler-Deutschland Mangel an medizinischem Personal, weswegen junge Fachkräfte aus dem Ausland zur Arbeit in Krankenhäusern und Apotheken zwangsrekrutiert wurden. Erst gegen Ende des Kriegs, nach einer abenteuerlichen Flucht zurück nach Bordeaux, konnte Jack Masquelier dort sein Pharmaziestudium mit einer Doktorarbeit über die von ihm entdeckten oligomeren Procyanidine (OPC) abschließen. Wieder erzielte er die Bestnote »Très honorable« (»Höchst ehrenwert«) in dem seltenen, da sehr anspruchsvollen Gebiet der Naturwissenschaften, »essciences«. Dies sollte der Beginn einer lebenslangen Forschung über OPC werden.

Rasante Karriere eines Naturwissenschaftlers

Mit erst 27 Jahren wurde Dr. Masquelier zum jüngsten Mitglied der Pharmazeutischen Fakultät und lehrte Mikrobiologie und Pflanzenbiochemie. Zugleich forschte er zu Wein und Gesundheit und veröffentlichte einen bahnbrechenden Aufsatz über die antibakterielle Wirkung von Wein, der Masquelier auch außerhalb Frankreichs zu Ruhm verhalf (»Le vin dans l'alimentation humaine«). Es folgte eine Professur in Oenologie (Weinwissenschaft). 1956 wurde er auf den medizinisch orientierten Lehrstuhl »Matière Médicale« in Bordeaux berufen. 1957 wurde er Vizedekan der medizinischen und pharmazeutischen Fakultät, 1963 Professor der Phytochemie an der University of Laval in Quebec, und von 1970 bis zu seiner Emeritierung im Jahr 1984 war er Dekan der pharmazeutischen Fakultät der Universität von Bordeaux.

Entwicklung natürlicher Arzneimittel

Professor Masquelier war der offizielle Experte für Arzneimittelanalysen für das französische Gesundheitsministerium. Er entwickelte selbst eine Reihe von in Frankreich zugelassenen Arzneimitteln, nicht nur auf der Basis von OPC. Auch in der Erforschung von Darmbakterien, die ja heute hochaktuell ist, war er seiner Zeit weit voraus: Das Medikament *Lactiflore*, mit dessen Hilfe die Einnahme von Antibiotika für die Darmflora bereits in den frühen 1960er-Jahren verträglich wurde, stammt von ihm.
Sein Name wird jedoch vor allem mit OPC verbunden bleiben. Jack Masquelier ist der Vater dieses phänomenalen Schutzstoffs, der Menschen auf der ganzen Welt Gesundheit, Heilung und Lebensqualität bis ins hohe Alter bringt.

Warum ist OPC nicht bekannter?

Wie viele große Entdeckungen fand auch OPC erst allmählich und auf Umwegen Eingang in das weltweite öffentliche Bewusstsein. Im Gegensatz zu dem zwei Jahrzehnte zuvor entdeckten Vitamin C ist es bis heute nicht als stärkstes pflanzliches Antioxidans und als Vitamin P in den wissenschaftlichen Kanon aufgenommen. Woran liegt das?
Es gibt eine ganze Reihe von Gründen, warum die oligomeren Procyanidine als Kollagen schützende und als antioxidative Substanz nicht gleichrangig etwa neben Vitamin C genannt werden, obwohl ihre Antiradikalenwirkung sehr viel stärker ist.

Sprachliche Uneinheitlichkeit

Die sprachliche Uneinheitlichkeit ist einer der Gründe. Seit zwei Jahrhunderten gab es immer wieder Wissenschaftler, die auf der Suche nach den farblosen oligomeren Procyanidinen waren. Zu ihnen zählten das Chemikerpaar Lord und Lady Robinson, der deutsche Chemiker Otto Rosenheim und auch der Nobelpreisträger Alfred Szent-Györgyi. Sie alle bezeichneten die gesuchte Substanz mit einem eigenen – und immer anderen – Begriff. So hießen die oligomeren Procyanidine (OPC) im Laufe der Forschungsgeschichte u. a. »Chromogen«, »Leucocyan«, »Proanthocyanidine« oder »Pycnogenol«. Es handelt sich um Polyphenole mit flavanem Kern, die chemisch zu den Flavanolen zählen, meistens jedoch ungenau »Bioflavonoide« oder »Traubenkernextrakt« genannt werden.

Alle Welt kennt OPC, keiner weiß, dass es das ist!

Im Gegensatz zu den Flavanolen, d. h. OPC, sind die »Bioflavonoide« gar nicht »bio«, denn sie sind kaum oder gar nicht bioverfügbar. Der Begriff »Traubenkernextrakt« sagt nichts über den OPC-Gehalt aus. Tatsächlich handelt es sich genau genommen um »Flavanole«, also OPC, wenn heutzutage »neu entdeckte« gesunde Heilpflanzen und Früchte (zum Beispiel die Cranberries) promotet werden. Ihre gesundheitlich günstigen Wirkungen werden auf den hohen Gehalt an »Bioflavonoiden« zurückgeführt, während es sich in Wirklichkeit um »Flavanole«, sprich OPC, handelt. Alle Welt kennt OPC, keiner weiß, dass es das ist!

Zur falschen Zeit am falschen Ort

Ein weiterer Grund für die immer noch geringe Bekanntheit von OPC ist, dass Masquelier seiner Zeit weit voraus war. OPC wurde zur falschen Zeit am falschen Ort entdeckt: nach dem Krieg – als Europa mit anderen Themen beschäftigt war – in Frankreich, nicht in den USA. Die meisten Publikationen von Professor Masquelier über OPC erschienen in Frankreich in französischer Sprache, was die weltweite Kenntnisnahme wie auch die Recherche erschwert. Die internationale Wissenschaftssprache ist Englisch. Masqueliers Studien erschienen in der Ära vor Google und lassen sich im Internet kaum finden. Und für viele Menschen gilt: Was nicht im Internet zu finden ist, gibt es nicht.

Bahnbrechende Publikationen

Dabei gibt es genügend bahnbrechende internationale Veröffentlichungen, die schon in den achtziger und neunziger Jahren auf OPC aufmerksam machten. Hier nur eine kleine Auswahl: 1987 erhielt Professor Masquelier in den USA ein

Patent über die antiradikale Wirkung von OPC und dessen
medizinischen und kosmetischen Einsatz. Ausdrücklich
heißt es dort, OPC liefere eine Methode zur »Prävention
und Bekämpfung schädlicher biologischer Wirkungen von
freien Radikalen im Organismus von warmblütigen Tieren und insbesondere von Menschen; namentlich zerebra-
ler Involution [altersbedingte Hirnrückbildungsprozesse],
Hypoxie [Mangelversorgung des Gewebes mit Sauerstoff]
nach Atherosklerose, Herz- und Hirninfarkt, Tumorent-
wicklung, Entzündung, Ischämie [Minderdurchblutung
oder völlig fehlende Durchblutung eines Gewebes], Veränderungen der Gelenkflüssigkeit und Kollagenabbau.«
Im selben Jahr veröffentlichte der japanische Biologe
Uchida eine Studie, der zufolge die antiradikale Wirkung
von OPC fünfzigmal stärker ist als die von Vitamin E.
1993 wurde nachgewiesen (Frenkel u. a.), dass die Antioxidanzien in Wein die Oxidation des menschlichen LDL-
Cholesterins hemmen. Zwei Jahre später erbrachten Serge
Renaud u. a. den Nachweis, dass OPC die Thrombozyten-
aggregation verhindert.
Wieso hatten diese überwältigenden Ergebnisse, obwohl
nun in englischer Sprache und in internationalen Fach-
zeitschriften publiziert, keine stärkere Wirkung und blieben etwa von der für die Lebensmittelüberwachung und
Arzneimittelzulassung verantwortlichen US-Behörde FDA
(Food and Drug Administration) unbeachtet? Immerhin
ist diese Behörde zuständig für die US-amerikanische
Volksgesundheit. Liegt es vielleicht daran, dass OPC ein
rein pflanzlicher Stoff ist, während die FDA vor allem mit
der Überwachung von neuen synthetischen Produkten befasst ist?

Jedes Nahrungsergänzungsprodukt braucht eigene wissen-
schaftliche Studien

Die wissenschaftliche Akzeptanz hierzulande wird dadurch erschwert, dass mittlerweile viele OPC-Produkte als Nahrungsergänzungsmittel angeboten werden. Nach europäischem Recht werden aber für jedes Produkt, dem Heilwirkungen zugeschrieben werden, eigene wissenschaftliche Studien benötigt. Diese Bedingung wird jedoch von den wenigsten erfüllt. Die in wissenschaftlichen Studien zur Erforschung des französischen OPC-Medikaments *Endotélon* erbrachten Beweise für dessen physiologische Wirkungen können aus juristischen Gründen nicht einfach von anderen OPC-Präparaten wie Nahrungsergänzungsmitteln beansprucht werden – auch wenn diese natürlich aufgrund ihres OPC-Gehalts durchaus Heilwirkungen ausüben.

OPC im deutschsprachigen Raum

Meine Bücher und zahlreichen Vorträge haben OPC im deutschsprachigen Raum bekannt gemacht. Anfangs sprach ich vor 20 Interessierten, mittlerweile füllt das Thema Stadthallen. Mein Vortrag ist als Video online erhältlich (www.mayamedia.de). In den vergangenen zwei Jahrzehnten hat sich die Kenntnis von OPC verbreitet, insbesondere auch dadurch, dass Menschen gute Erfahrungen gemacht und anderen davon erzählt haben. Am Rande von Vorträgen habe ich unzählige, teilweise dramatische und sehr berührende Erfahrungsberichte erhalten, in denen OPC eine Schlüsselrolle spielt. Diese Berichte habe ich gesammelt und veröffentlicht (etwa in dem E-Book Anne Simons: *Das OPC-Wunderbuch*, Coburg 2013).

Dankbare Diabetiker

OPC hat sich für Diabetiker als eine wichtige Schutzsubstanz erwiesen. Bei ihnen ist der Zuckerstoffwechsel gestört, was sich negativ auf die Gefäßwand auswirkt. Diese ist für einen vermehrten Abbau anfällig. Zu den Spätfolgen von Diabetes gehört der Zusammenbruch des gesamten Gefäßsystems, was schlimme Erkrankungen nach sich ziehen kann: Die Degeneration der Herzarterien kann zu Herzanfällen führen, die Degeneration der Hirnarterien zu Schlaganfall und die Degeneration der Beinarterien zu einer Gangrän, das ist eine durch Blutunterversorgung bedingte Gewebsnekrose. Im Extremfall müssen Zehen und die unteren Beinabschnitte amputiert werden. Außerdem neigen Diabetiker zu Atherosklerose. Diabetes ist also als eine Gefäßerkrankung mit allen dazugehörigen Komplikationen zu betrachten. Das legen auch die statistischen Zahlen auf eindrucksvolle Weise nahe. Weit mehr als zwei Drittel aller Diabetiker sterben an einem Herzinfarkt oder Schlaganfall.

Im kapillaren Mikrokreislauf sind noch andere Organe von den Gefäßschädigungen betroffen. Die Nieren können bis hin zum Versagen degenerieren. Beschwerden der Kapillaren beeinträchtigen die Augenfunktionen (»diabetische Retinopathie«), manchmal bis hin zur Erblindung.

Der Zusammenbruch des Gefäßsystems ist also eine der hauptsächlichen Spätfolgen des Diabetes. In seiner gefäßschützenden Eigenschaft ist OPC der ideale natürliche Wirkstoff. Indem er die Aufgabe des Vitamin P erfüllt, beugt er der gefährlichen Durchlässigkeit von Gefäßen vor. Diabetiker bestätigen mir regelmäßig, dass sie sich gesünder fühlen, seit sie OPC einnehmen.

OPC spielt keine Rolle bei der Einhaltung normaler Blutzuckerund Fettspiegel und ist daher kein Ersatz für Insulin. Aber bei der Diabetes-Erkrankung ist es wegen seiner Rolle für den Erhalt des Gefäßsystems gleichwohl sehr wichtig. In diesem Zusammenhang wurde OPC in Frankreich gründlich erforscht, insbesondere im Fall von diabetischer Retinopathie, wie in diesem Buch beschrieben.

Neue Forschungen

Seit der Ära von Masqueliers eigener Forschung sind etliche weitere wissenschaftliche Studien zu OPC erschienen. Viele von ihnen bestätigen die Ergebnisse, zu denen der Professor und seine Kollegen bereits 50 Jahre zuvor kamen, etwa im Hinblick auf die Kollagenschutzwirkung von OPC, die Senkung von LDL-Cholesterin und entsprechend verminderten Herzinfarkte. Zu diesem wichtigen Thema habe ich eigens das Buch *Cholesterin senken mit OPC* verfasst.

OPC optimiert die Körperfunktionen

Zwei Studien der Universität Maastricht möchte ich hier hervorheben, denn sie liefern den wissenschaftlichen Hintergrund für ein Phänomen, das auf den ersten Blick unspektakulär erscheint, nämlich wie man mit OPC gesund bleibt.[1]

Manchmal führe ich Gespräche, die so oder ähnlich ablaufen:

»Jetzt nehme ich OPC schon seit einem Jahr (oder zwei

---

1 Antje R. Weseler u. a.: *»Pleiotropic benefit of monomeric and oligomeric flavanols on vascular health – a randomized controlled clinical pilot study«*, PLoS ONE 2011 sowie *»Pleiotropic-Acting Nutrients Require Integral Investigative Approaches – The Examples of Flavonoids«* in Journal of Agricultural and Food Chemistry, 2012

oder mehr Jahren) und merke gar keine Veränderung«, sagt jemand zu mir. Dann frage ich zurück: »Leiden Sie unter einer Krankheit?« – »Nein.« – »Haben Sie Beschwerden?« – »Nein.« – »Also sind Sie gesund und es geht Ihnen gut?« – »Ja.«

Gesundheit, die man hat und immer schon hatte, zu erhalten, ist natürlich nicht so spektakulär wie eine Heilung, bei der man spürbar von einem schlechten Zustand und Körpergefühl zu einem guten wechselt.

Manchmal höre ich auch von Menschen, deren suboptimales Befinden sich im Laufe der OPC-Einnahme schleichend bessert, ohne dass es ihnen bewusst wurde. Irgendwann bemerken sie, dass eine früher alljährliche Bronchitis (oder irgendein anderes Problem) nun schon seit Jahren nicht mehr aufgetreten ist.

Die niederländischen Studien liefern eine interessante Erklärung hierfür: Homöostase. OPC wirkt doppelt: als Medikament (als solches wird es in Frankreich seit Jahrzehnten von Ärzten verschrieben) wie auch als Nahrungs(ergänzungs)mittel. Was bedeutet das?

Was ist Homöostase?

Medikamente und Nahrungsmittel wirken unterschiedlich auf den Körper: Während ein Medikament spezifisch auf einen Aspekt einwirkt, etwa auf ein Enzym oder einen Rezeptor, und somit gezielt eine starke, schnelle Wirkung hervorruft, sorgen unsere Nahrungsmittel, sofern sie alle nötigen Vitamine, Spurenelemente, Mineralien und essenzielle Fettsäuren enthalten, für eine langfristige, dauerhafte Gesundheit bzw. Erhaltung der Gesundheit. Die biologisch aktiven Substanzen wirken langsam und sind auch nicht klar zu definieren – und doch würde ihr Mangel über kurz oder lang zu Krankheiten führen. Die bioaktiven Inhaltsstoffe von Nahrungsmitteln üben unspezifische, viel-

fältige feine Wirkungen aus und erhöhen die Anpassungs-
fähigkeit des Körpers auf Veränderungen. Sie unterstützen
seine »Homöostase«.

Es gibt viele Definitionen von »Homöostase«. Sie laufen
im Wesentlichen darauf hinaus, dass der Körper, der ja an-
dauernd inneren Schwankungen wie äußeren, auch widri-
gen Einwirkungen ausgesetzt ist, ständig darauf reagieren
muss, um seine Leistungsfähigkeit zu erhalten, und zwar in
allen Organsystemen und allen Zellen. Diese ständige An-
passung an Veränderungen stellt eine Feinjustierung dar,
die der Selbstoptimierung dient. Es geht darum, durch An-
passung der physiologischen Prozesse an Veränderungen
das innere Gleichgewicht des Organismus zu erhalten.
Homöostase ist eine Voraussetzung für die Überlebens-
fähigkeit des Körpers. Wenn man beispielsweise bedenkt,
in welch schmalem Temperaturkorridor der menschliche
Körper nur leben kann, ist es eigentlich ein Wunder, dass
die Menschheit sich überhaupt erhalten hat. Das Gleiche gilt für jedes einzelne Menschenleben, das im Laufe
von mehreren Jahrzehnten einen fast unglaublichen Um-
bau des Körpers auf zellulärer Ebene sowie Krankheiten,
Verletzungen etc. verkraften muss. Unser Überleben verdanken wir vor allem der Fähigkeit unseres Körpers, auf
veränderte Verhältnisse mit kleinsten und subtilen Korrek-
turen zu reagieren.

OPC hilft dem Körper, bestmöglich Gesundheit zu erhalten

Was hat OPC mit Homöostase zu tun? Die Studie von
Antje Weseler und Kollegen aus dem Jahr 2011 belegt,
dass OPC den Körper dazu bringt, sich dynamisch an neue
Gegebenheiten anzupassen, seine Resilienz und Flexibili-
tät zu steigern. Genau dies entspricht moderner Definition
von Gesundheit. OPC hilft dem Körper, bestmöglich seine Gesundheit zu erhalten. Die Studie wurde über einen

Zeitraum von acht Wochen mit MASQUELIER'S OPCs und einem Placebo in der Kontrollgruppe durchgeführt. Ihre Besonderheit liegt darin, dass hier der Körperzustand von gesunden Menschen gemessen wurde, und zwar bei männlichen Rauchern. Das Ergebnis war u. a., dass die OPC-Gruppe eine signifikante Verbesserung der Gefäßgesundheit aufwies. Der Gesamtcholesterin- und der LDL-Cholesterinspiegel waren deutlich verringert, das antioxidative Enzym Glutathion war um 22 % gestiegen, was eine Erhöhung der Immunabwehr bedeutete. Antientzündliche Wirkungen stiegen bei gleichzeitiger Stagnation von u. a. C-reaktivem Protein und Prostaglandin F2-alpha.

Mit dieser Studie wurde gezeigt, dass OPC die kardiovaskuläre Homöostase von Rauchern aufrechterhält. Selbst Raucher haben also durch die Einnahme von OPC ein verringertes Risiko einer Herz-Kreislauferkrankung. (Was natürlich nicht bedeutet, dass OPC das Rauchen völlig unschädlich macht, denn auf Nikotin im Zigarettenrauch mit seinen schlimmen Folgen für die Lunge hat es keinen Einfluss.)

Was Sie in diesem Buch finden:
Die physiologische Wirkung von OPC

Ausgehend von der Darstellung des französischen Paradoxes, d. h. des Widerspruchs zwischen ungesunder Lebensweise im Frankreich des 20. Jahrhunderts und gleichzeitigem geringen Infarktrisiko der Rotwein liebenden Franzosen, erhalten Sie in **Kapitel I** Informationen rund um Rotwein, Alkohol und OPC: Welcher Zusammenhang besteht zwischen Weinkonsum und der Verklumpung der Blutplättchen? Warum ist Rotwein eigentlich rot? Warum enthält er viel und Weißwein wenig OPC? Wie viel OPC ist in Früchten enthalten?

In **Kapitel II** werfen wir einen Blick in die Geschichte der Seefahrt: Was hat der Skorbut mit OPC zu tun? Warum gab es in vergangenen Jahrhunderten Schiffe, auf denen die Seeleute reihenweise dieser schrecklichen Krankheit zum Opfer fielen, während die Crews anderer Schiffe nie betroffen waren? In diesem Kapitel finden Sie auch eine ausführliche Anwendungsliste von OPC, biochemische Anmerkungen sowie praktische Hinweise.

Kapitel III beleuchtet die antioxidative Wirkung von OPC. Hier erfahren Sie, wodurch Sauerstoff sich zu gefährlichen freien Radikalen entwickelt, wie diese überall im Körper unsere Zellen attackieren und dadurch die unterschiedlichen Krankheiten hervorrufen. Sie erhalten gut verständliche Antworten auf die Fragen: Wie verhindert OPC, dass unsere Zellen ranzig werden? Warum gilt es auch als Antialterungsvitamin?

In **Kapitel IV** werden ausführlich der Cholesterinkreislauf und dessen Entgleisungen dargestellt sowie der Mechanismus, wie OPC den Infarkt bei Athero- und Arteriosklerose verhindert. Des Weiteren erfährt man die Hintergründe der stärkenden und heilenden Wirkung von OPC in verschiedenen Bereichen, etwa bei der Steigerung der Denk- und Konzentrationsleistung, bei Sehschwäche, Wunden und Knochenbrüchen, Hautproblemen, hormonellen Störungen, Kopfschmerzen, Entzündungen und Allergien. Eine Vielzahl an Erfahrungsberichten illustriert die zitierten klinischen Studien.

Kapitel V ist dem Aspekt der Schönheit gewidmet: Wie

kann man mit OPC Falten reduzieren und sich dauerhaft eine glatte, frische Haut erhalten? Wobei die Hautschönheit natürlich ein Spiegel der inneren Organe ist.
Schließlich finden Sie in **Kapitel VI** Angaben über den gleichfalls beeindruckenden Einsatz von OPC bei Tieren.

1996 hielt Professor Masquelier in Baltimore einen Vortrag über OPC, der in den USA starke Spuren hinterließ und das Interesse an diesem wunderbaren Pflanzenwirkstoff sprunghaft steigerte. Er ist im **Anhang** in deutscher Übersetzung veröffentlicht, ebenso wie eine Auswahl an wissenschaftlicher Literatur zum Thema.

Der Durchbruch für OPC ist unaufhaltsam

Die wissenschaftlichen Studien der letzten 20 Jahre lesen sich wie eine dauerhafte Bestätigung von Professor Masqueliers Forschungsergebnissen in all ihren Details. Er war seiner Zeit weit voraus. Jack Masquelier war so bescheiden wie brillant. Mit ständiger Neugier betrachtete er die Natur und suchte deren Geheimnissen auf die Spur zu kommen. Dies gelang ihm – zum Wohl der Menschheit. Und doch blieb er selbst im Hintergrund und machte nicht viel Aufhebens um seine Person. Es erfüllte ihn gleichwohl mit Stolz, dass die von ihm entdeckten oligomeren Procyanidine als ein in Frankreich häufig verschriebenes Gefäßschutzmedikament die Menschen heilen und überdies weltweit vor vielen Krankheiten und vorzeitiger Alterung schützen. Gesundheit bewahren und schenken – wenige natürliche Substanzen sind hierzu dermaßen in der Lage wie das von Professor Masquelier isolierte OPC. Es ist gewiss nicht übertrieben zu behaupten, dass seine Entdeckungen zu anderer Zeit und am rechten Ort diesem großartigen Wissenschaftler den Nobelpreis eingebracht hätten. Das ist nicht geschehen, und so dauert es eben etwas länger, bis OPC die weltweite Bekanntheit erlangt, die dieser Substanz zusteht – zum Wohl der Menschen. Ihr Erfolg ist garantiert, denn OPC überzeugt durch sich selbst, indem es Menschen offensichtlich Gesundheit und Wohlbefinden bringt.

Anne Simons, im Sommer 2017

Teil I
Das französische Paradox:
Länger leben mit Rotwein

Vielleicht erinnern Sie sich an eine Nachricht, die vor einiger Zeit durch die Medien ging: Die älteste Frau der Welt feierte ihren 123. Geburtstag. Ich, Anne Simons, war sehr beeindruckt. Einige Monate später hörte man nochmals von ihr: Sie war friedlich gestorben, nach einem langen, erfüllten Leben, das keineswegs entbehrungsreich war. Bis zuletzt hatte die Frau – eine Französin aus dem Süden ihres schönen Heimatlandes – geraucht und Alkohol getrunken, bis zu einem Liter Rotwein pro Tag!
Möglicherweise lag hierin der Grund dafür, dass ich so tief beeindruckt war. Eine solche Meldung hat ja etwas Provozierendes. Da beschäftigte ich mich seit langem mit gesunder Lebensweise, studierte die Risikofaktoren, die unser Leben quantitativ wie qualitativ verschlechtern, wandte mich mit aller Heftigkeit gegen die dafür verantwortlichen zerstörerischen Laster, wie eben Rauchen, zu hohen Konsum tierischer Fette und Alkohol – und musste mich dann mit einer solchen Nachricht auseinandersetzen, die so gar nicht in meinen Erfahrungsschatz passen wollte.
Nun hätte ich ja diese Meldung als spektakulären Einzelfall abtun können. Jeder weiß: Ausnahmen bestätigen die Regel; aber ganz so einfach war die Sache nicht. Denn diese Französin war gar nicht unbedingt eine Ausnahme. Ob es mir passte oder nicht: Angesichts zunehmender Berichte

über das sogenannte »französische Paradoxon« und einer Vielzahl von wissenschaftlichen Untersuchungen, die es bestätigten, musste ich dieses Phänomen ernst nehmen und mich damit beschäftigen.

Dabei trieb mich vor allem die Frage an: Ist Alkohol tatsächlich gesund, oder spielen andere Faktoren die entscheidende, für die Gesundheit relevante Rolle? Ein spannendes Unterfangen, bei dem ich schließlich noch weit mehr fand als die Erklärung für das »französische Paradox«: den Stoff OPC und seinen Entdecker Professor Masquelier.

Paradoxes und Abenteuerliches

1979 veröffentlichte der walisische Wissenschaftler A.S. St. Leger einen Artikel in der angesehenen Wissenschaftszeitschrift *The Lancet* über die Zusammenhänge zwischen der Sterblichkeitsrate in Industrieländern und dem Weinkonsum. Er kam zu dem erstaunlichen Ergebnis, dass die Länder, in denen am meisten Rotwein getrunken wurde

– Italien und an erster Stelle Frankreich –, am besten abschnitten. Und das, obwohl besonders die Franzosen sich relativ fettreich ernährten und zudem starke Raucher waren.

Aufschlussreich ist die Abbildung auf der nächsten Seite zum Zusammenhang zwischen der Sterblichkeitsrate durch Herz-Kreislauf-Erkrankungen bei Männern zwischen 55 und 64 Jahren und dem Weinverbrauch.

Das sogenannte französische Paradox rief besonders in den USA große Aufregung hervor, als der französische Epidemiologe Professor Serge Renaud 1991 im amerikanischen Fernsehen darstellte, dass die Franzosen ein um ein Drittel geringeres Risiko als die Amerikaner haben, an einem Herzinfarkt zu sterben, obwohl sie fettreicher essen, mehr rauchen und weniger Sport treiben. Der genannte Zusammenhang zwischen dem Konsum von Rotwein und den Raten von Herz-Kreislauf-Erkrankungen führte dazu, dass die gesundheits- und fitnessbewussten Nordamerikaner Weinhandlungen stürmten und den Weinkonsum in den USA und Kanada langfristig immerhin um ca. 15 Prozent steigerten.

Und noch drei Jahre später stellten zwei US-amerikanische Mediziner öffentlich folgende Überlegung an: »Wenn jeder erwachsene Amerikaner täglich zwei Gläser Wein tränke, würden die Herz-Kreislauf-Erkrankungen, die fast die Hälfte aller Todesfälle in unserer Bevölkerung ausmachen, um 40 Prozent abnehmen, und es könnten damit jährlich 40 Milliarden Dollar Kosten eingespart werden.« Starke Worte, die Wein in die Nähe von Arzneimitteln rücken.

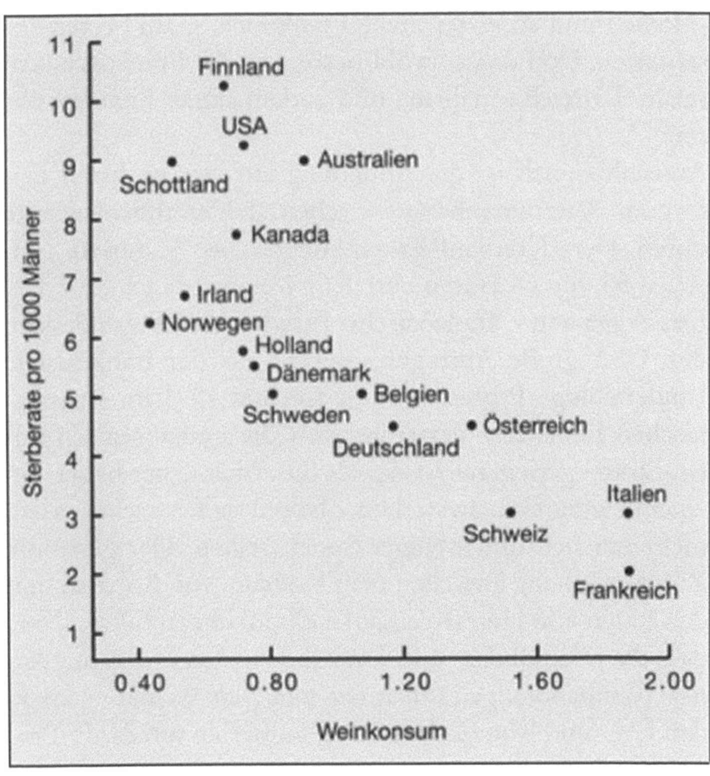

In der am 12. Mai 1979 erschienenen Ausgabe der Fachzeitschrift *The Lancet* verdeutlichte St. Leger das »französische Paradox«, indem er den Zusammenhang zwischen Weinkonsum und der Sterblichkeitsrate bei Männern im Alter zwischen 55 und 64 Jahren grafisch darstellte. Besonders gut schneiden Frankreich und Italien ab, wo viel Wein getrunken wird.

Noch genauere Ergebnisse erbrachte 1995 die groß angelegte Kopenhagen-Studie: Dänische Forscher fanden in umfassenden Untersuchungsreihen heraus, dass regelmäßiger Weinkonsum am besten vor Herztod und auch vor anderen tödlichen Krankheiten schützt. Bei Weintrinkern reduziert sich die Wahrscheinlichkeit, an Herzinfarkt oder Schlaganfall zu sterben, um 60 Prozent.
Das französische Paradox wurde ebenfalls bestätigt durch

eine von der Weltgesundheitsorganisation beauftragte Zehnjahres-Studie, genannt »Monica«, mit der ab 1985 die internationalen KHK-Raten (koronare Herzkrankheiten) vergleichbar gemacht werden sollten. Länder mit hohem Weinkonsum, wie Frankreich, Spanien, Italien und die Schweiz, wiesen die geringste Sterblichkeitsrate bei den koronaren Herzerkrankungen auf.

Pro-Kopf-Verbrauch an Wein (Liter/Jahr) 1992

1.	*Frankreich*	*65,50*
2.	*Luxemburg*	*59,70*
3.	*Portugal*	*55*
4.	*Argentinien*	*51,63*
5.	*Schweiz*	*44,47*
6.	*Spanien*	*39,10*
7.	*Slowenien*	*39*
8.	*Österreich*	*33,10*
9.	*Griechenland*	*31,50*
10.	*Ungarn*	*30*
11.	*Chile*	*29,50*
12.	*Dänemark*	*25,56*
13.	*Uruguay*	*25,40*
14.	*Deutschland*	*22,80*
15.	*Rumänien*	*21,30*

Italien, das in dieser Dokumentation (Quelle: *Bulletin de l'O.I.V.* 1993) nicht vorkommt, dürfte im Bereich der ersten vier Plätze einzureihen sein.

Für einige Forscher bedeutete das »französische Paradox« aber keine so große Überraschung. Bereits 1933 hatte der Franzose F. Dougnac einen Zusammenhang zwischen Weinverbrauch und Gesundheit festgestellt. Er hatte die Anzahl der alten Leute in der Weingegend Médoc mit der im gesamten Frankreich verglichen und dabei festgestellt, dass der Anteil der alten Menschen im Médoc prozentual stieg. Dort gab es beispielsweise 88 Prozent mehr Menschen über 80 Jahren als in Gesamtfrankreich.

Was bedeutete dieser Vergleich? Der naheliegende Schluss lautet, dass man bei regelmäßigem Rotweinkonsum zwei Fliegen mit einer Klappe schlägt: Man lässt es sich genießerisch gut gehen – und man lebt länger. Zu allem Überfluss ist die Todesrate durch Alkoholismus in den Weingegenden auch noch am niedrigsten!

Alkoholische Getränke oder »Drinks«

- *Um die Alkoholmenge verschiedener Alkoholika vergleichbar zu machen, hat man sich international auf den »Drink« als Maßeinheit geeinigt.*
- *Ein Drink entspricht der Menge von 12 g Alkohol. 10 g Alkohol sind etwa in 0,1 Liter Wein enthalten, der einen Alkoholgehalt von 12 % hat.*
- *Ein halber Liter Bier weist ungefähr 20 g reinen Alkohol auf. (Zur Berechnung der Alkoholmenge in alkoholischen Getränken siehe Übersicht S. 52.)*

Es gibt viele frühe Studien über die gesundheitliche Wirkung von Alkohol, in denen häufig nicht unterschieden wird, um welche Alkoholsorte es sich handelt. So wurde bereits 1926 von dem amerikanischen Biologen Raymond Pearl die sogenannte U-Kurve entwickelt. In ihr spiegelt sich wider, dass das Risiko eines Herztodes bei (regel-)mäßigem Alkoholkonsum relativ gering ist. Höher ist es für Abstinenzler, am höchsten ist es, wenn man über fünf alkoholische Getränke (siehe folgende Abbildung) täglich zu sich nimmt. Ein täglicher Alkoholkonsum von ein bis zwei »Drinks« gilt in der wissenschaftlichen Literatur als »leicht«, zwei bis vier »Drinks« werden als »moderat« eingestuft. Der Konsum von vier und fünf »Drinks« gilt als

»erhöht«, darüber hinausgehende Mengen hält man für »exzessiv«. Da das Risiko mit zunehmendem Alkoholkonsum dramatisch ansteigt, entwickelt sich die U-Kurve zu einer J-Kurve.

Übereinstimmend kommt eine Vielzahl von Untersuchungen zu dem Schluss, dass sowohl das Sterblichkeits- als auch das Herzinfarktrisiko bei einem moderaten Alkoholkonsum bis zu 40 Prozent niedriger ist als bei Menschen, die keinen Alkohol trinken! Ein erhöhter Alkoholkonsum, d. h. der tägliche Genuss von vier bis fünf Drinks (40 bis 60 g Alkohol am Tag) birgt für den Einzelnen statistisch das gleiche Risiko wie das eines Abstinenzlers: Ob man nun konsequent gar keinen Alkohol trinkt oder täglich 40 bis 60 Gramm, macht laut diesen Untersuchungen keinen Unterschied im Hinblick auf das Risiko, früher an Herzinfarkt (oder etwas anderem) zu sterben.

Für überzeugte Antialkoholiker ist diese Statistik schwere Kost, an der man lange zu verdauen hat.

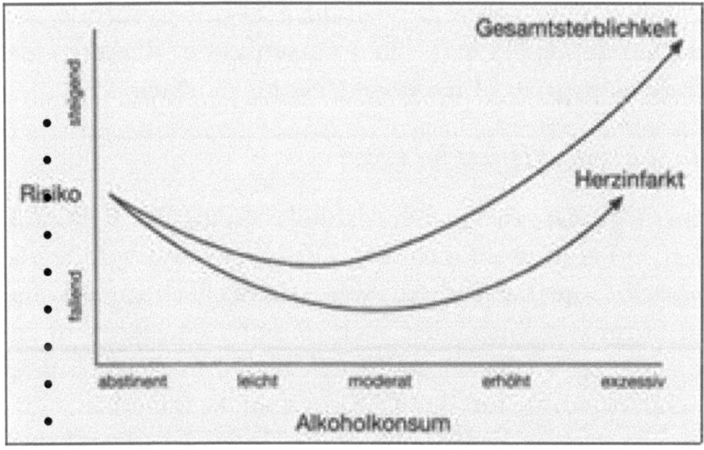

Dieses Profil zeigt den Zusammenhang zwischen Sterblichkeits- und Herzinfarktrisiko (vertikale Achse) und Alkoholkonsum (horizontale Achse) auf. Bei einem täglichen Konsum zwischen 20 und 40 g Alkohol (etwa 0,2 bis 0,4 l Wein) hat man gegenüber Abstinenzlern ein um bis zu 40 Prozent niedrigeres Sterbe- und Infarktrisiko.

Tatsächlich hat Alkohol an sich eine »blutverdünnende« Wirkung, was sich günstig auf das Infarktrisiko auswirkt. Er hemmt die Aggregation, d. h. die »Verklumpung« der Blutplättchen (Thrombozyten) und verringert dadurch die Thromboseneigung. Allerdings gilt dies nur innerhalb einer kurzen Zeit nach Einnahme des Alkohols. Danach kommt es zu dem sogenannten »Rebound-Effekt«, einem Umschlag, der etwa 18 Stunden nach der Alkoholzufuhr eintritt. Dann werden die Plasmascheiben im Blut umso klebriger, was die Gefahr von Blutgerinnseln erhöht.

Die einzige Ausnahme stellt Rotwein dar: Zwar enthält er bekanntermaßen auch Alkohol, aber von ihm geht nicht die Gefahr des Rebound-Effektes aus. Im Gegenteil: Bei regelmäßiger, gering dosierter Einnahme von Rotwein enthält das Blut langfristig weniger Fibrinogen – das sind die pfropfenbildenden Faserstoffe. Zudem werden bereits gebildete Pfropfen wieder aufgelöst. Das ist ein wichtiger Faktor zur Verhinderung von Herzinfarkten und Schlaganfällen. Hinzu kommt noch die gefäßentspannende, -erweiternde und somit blutdrucksenkende Wirkung, die dazu beiträgt, das Infarktrisiko gering zu halten.

Kein Rebound-Effekt bei Rotwein

Im Gegensatz zu anderen Alkoholarten tritt der Rebound-Effekt bei Rotwein nicht auf. Die bereits erwähnte Studie von St. Leger bezieht sich zwar ausschließlich auf Alkohol in Form von Wein, aber auch sie unterscheidet nicht genau genug. Weißwein und Rotwein sind hinsichtlich ihrer Schutzwirkung für das Gefäßsystem kaum miteinander zu vergleichen. Eine Vielzahl von Untersuchungen belegt die ungleich stärkere Schutzwirkung von Rotwein im Vergleich zu Weißwein. Die dafür vorgetragenen Erklärungen aber schwanken.

Halten wir einmal fest, dass die Schutzwirkung weniger

durch den Alkohol selbst bedingt ist. Wäre dies der Fall, würden sich die gleichen positiven Wirkungen für andere alkoholische Getränke nachweisen lassen. Bier oder hochprozentige Alkoholika müssten in der entsprechenden Menge ebenfalls positiv auf das Herz- und Kreislaufsystem wirken. Das ist aber keineswegs der Fall.

Also handelt es sich um zusätzliche Stoffe, die neben dem Alkohol im Wein, und zwar ganz besonders im Rotwein, enthalten sind.

Was hat der Rotwein, das andere alkoholische Getränke nicht haben?

Will man herausfinden, welche Stoffe im Rotwein enthalten sind, die ihn als gesundes Getränk vor den anderen alkoholischen Getränken hervorheben, so wird man zunächst einmal gründlich vor den Kopf gestoßen. Die präsentierten Erklärungen sind so vielfältig und widersprüchlich wie undurchschaubar. Mal sollen die Flavonoide ganz allgemein die heilbringenden Stoffe sein, dann liest man lange Beschreibungen von speziellen Stoffen namens Quercetin, Rutin, Resveratrol u. a. Tatsächlich sind mittlerweile über tausend Inhaltsstoffe im Wein identifiziert, und es scheint ein geradezu hoffnungsloses Unterfangen, aus dieser Menge den Superstoff zu ermitteln, der zudem vom Körper auf dem normalen Verdauungsweg aufgenommen werden kann.

Entgegen der allgemeinen Ansicht gehören beispielsweise die Flavonoide keineswegs dazu. Untersuchungen haben deutlich gezeigt, dass ihre Bedeutung dramatisch überschätzt wird, da sie nicht bioverfügbar sind, d. h. nicht durch die Magen- oder Darmwand in das Blutsystem übergehen und daher auch nicht im Körper wirken können. Stattdessen werden sie in großer Menge wieder ausgeschieden.[2]

Was ist die Lösung dieses Rätsels? Möglicherweise handelt
es sich auch hier um die immer wieder beklagte diffuse
chemische Terminologie. Geschickt und zweifellos zutreffend sprechen einige von »Phenolen« oder »Polyphenolen«, einer großen Gruppe an sekundären Pflanzenstoffen.
Nicht zufällig gelang just dem französischen Wissenschaftler Jack Masquelier schließlich die bahnbrechende Entdeckung des gesuchten Stoffes OPC, der Rotwein zu einem
gesundheitsstärkenden und lebensverlängernden Getränk
macht. Denn Masqueliers Heimat ist das Bordelais, die
Landschaft, die die köstlichsten Bordeauxweine hervorbringt.

OPC ist ein natürlicher Pflanzenstoff, der in vielen verschiedenen Früchten, in Baumrinden, Schalen und Kernen
vorkommt, zum Beispiel in den Kernen von Weintrauben.
Die Entdeckungsgeschichte von OPC wird im folgenden
Kapitel ausführlich dargestellt. Nur so viel sei hier vorweggenommen: Sie macht deutlich, wie häufig die großen Entdeckungen einem anfänglichen Zufall zu verdanken sind.
Die Entdeckung von OPC, dem Stoff, von dem wir hier
sprechen wollen, ist allerdings eine Besonderheit, denn
OPC ist ein Stoff, der es dem forschenden Auge schwer
macht: Er ist farblos.

Der Durchbruch

Wein wird aus Trauben hergestellt, und die Schalen und
insbesondere die Kerne von Weintrauben enthalten – wie
bei anderen Früchten auch – große Mengen an OPC. Warum aber enthält nur Rotwein OPC und nicht auch Weißwein, der ja ebenfalls aus Weintrauben hergestellt wird?

---

2 Vgl. Bert Schwitters: *OPC in Practice.* Rom 1995 (2. Aufl.), S. 49ff.

Dieses Rätsel löst sich, wenn man einmal die Herstellung der beiden Weinsorten betrachtet. Im Gegensatz zu dem, was viele Leute annehmen, hat die Weinfarbe nicht unbedingt etwas mit der Farbe der Trauben zu tun. Weißwein entsteht nicht zwangsläufig aus weißen Trauben. Tatsächlich werden zum Beispiel viele Champagnersorten aus roten Trauben hergestellt. Wie gesagt, der Unterschied liegt in dem Herstellungsverfahren: Weißwein wird aus dem Saft weißer und manchmal auch roter Trauben produziert. Man presst sie aus, sammelt ihren Saft und lässt ihn fermentieren, so dass sich schließlich daraus Weißwein entwickelt. Direkt nach dem Auspressen werden die Kerne und Schalen entfernt.

Bei Rotwein hingegen werden nach dem Auspressen die Kerne und Schalen von roten Trauben mitvergoren, und zwar über einen Zeitraum von zwei bis drei Wochen. In dieser Zeit können die roten Pigmente, die in den Schalen der Trauben enthalten sind, und das vor allem in den Kernen enthaltene OPC allmählich in den Wein übergehen. Sie geben ihm seine Rotfärbung und reichern ihn mit den Stoffen an, die für die Schutzwirkung von Rotwein verantwortlich sind. So wird also verständlich, warum Weißwein zwischen 20- und 50-mal weniger OPC als Rotwein enthält: OPC hat beim Weißwein keine Gelegenheit, aus Kernen und Schalen in den Saft überzugehen, da beide sofort nach der Pressung entfernt werden. Einzige Ausnahme sind einige Weißweine aus osteuropäischen Anbaugebieten, die OPC enthalten können, weil Haut und Kerne erst nach der Fermentierung entfernt werden. Allerdings schmeckt man bei diesen Sorten die Bitterstoffe durch, die dem Wein einen harzigen Geschmack verleihen, etwa dem Retsina aus Griechenland.

In vino sanitas: Gesundheitliche Aspekte des Rotweintrinkens

Wie bereits gesagt, hat Alkohol an sich die Eigenschaft, Blut zu verdünnen. Tatsächlich vermag er das Thromboserisiko um bis zu 70 Prozent zu verringern. Das bedeutet aber keineswegs, dass man nun nur noch hemmungslos Alkohol zu trinken bräuchte, um der Aggregation von Blutplättchen zuvorzukommen, die nicht nur für Thrombosen, sondern auch für plötzlichen Embolietod, Herzinfarkt und Schlaganfall verantwortlich sind. Im Gegenteil: Unmäßiger Alkoholkonsum schlägt in dieser Hinsicht in das Gegenteil um: Er erhöht das Risiko der Blutplättchenaggregation und ihrer gefährlichen Folgen. Oben wurde bereits der Rebound-Effekt erwähnt. Besonders auffällig ist dieses Umschlagen bei den sogenannten »Gelegenheitstrinkern«, die zwar unregelmäßig, dann aber zu viel Alkohol trinken.

Die Abbildung auf der folgenden Seite veranschaulicht den Prozess der Rotweinherstellung, der sich in verschiedenen Stufen vollzieht: In den ersten zwei bis drei Wochen findet die Gärung statt. Dann werden die Früchte ausgepresst und der Wein in einem Behälter gesammelt. Erst hier werden Saft und Maische voneinander getrennt. Nach einigen Tagen wird der Wein in Fässer gefüllt, wo er in der Regel zwei bis drei Jahre reift, bevor er schließlich in Flaschen abgefüllt wird. Da bei der Herstellung von Weißwein die Früchte schon am Anfang gepresst werden und nur der Saft gebraucht wird, ist auch der OPC-Gehalt minimal: Das OPC hat keine Gelegenheit, aus Kernen und Schalen in den Wein zu wandern.

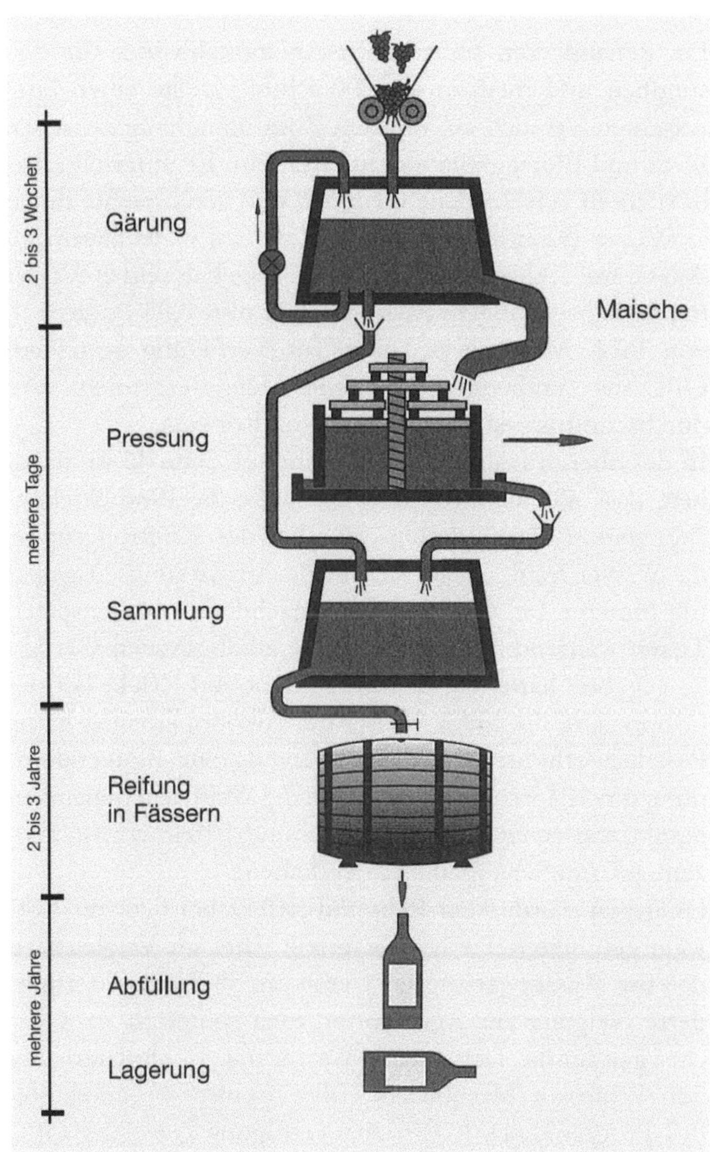

2 bis 3 Wochen
Gärung
Maische
mehrere Tage
Pressung
Sammlung
2 bis 3 Jahre
Reifung
in Fässern
mehrere Jahre
Abfüllung
Lagerung

Der Zusammenhang zwischen Wein und Verklumpung der Blutplättchen

Dr. Renaud vom französischen Nationalinstitut für Gesundheit und medizinische Forschung stellte einen interessanten Versuch an, um den Zusammenhang zwischen Wein und Blutaggregation zu ermitteln. Er unterteilte Labortiere in verschiedene Gruppen und verabreichte ihnen a) Wasser (Kontrollgruppe), b) Rotwein, c) Weißwein, d) Wasser mit sechsprozentigem Alkoholgehalt und e) Wasser mit sechsprozentigem Alkoholgehalt plus 0,03 Prozent (!) von Prof. Masqueliers Labor zur Verfügung gestelltem OPC aus Traubenkernen – diese Menge entspricht dem durchschnittlichen OPC-Gehalt von Rotwein.

In der oberen Hälfte der Übersicht auf Seite 46 ist zu sehen, dass alle alkoholischen Getränke die Blutplättchenaggregation verminderten. Nur bei der Kontrollgruppe, die Wasser trank, zeigte sich keine Auswirkung. Dagegen trat (unterer Teil der Übersicht), nachdem man denselben Tieren während 18 Stunden keine alkoholischen Getränke gegeben hatte, ein deutlicher Rebound-Effekt bei der Gruppe auf, die zuvor Wasser mit Alkohol erhalten hatte: Plötzlich erhöhte sich deren Neigung zur Blutverklumpung um 124 Prozent! Die Tiere, die Weißwein getrunken hatten, wiesen einen leichten Rebound-Effekt von 46 Prozent auf (im Schaubild nicht enthalten).

Hingegen wurde kein Rebound-Effekt bei den mit Rotwein getränkten Tieren festgestellt. Ihre im Vergleich zu den mit Wasser versorgten Tieren um 59 Prozent verminderte Neigung zur Aggregation hielt weiterhin an. Gleiches galt für die Tiere, denen Wasser mit Alkohol und dem von Professor Masqueliers Labor Centre d'Exploitation des Procyanidines (CEP) zur Verfügung gestellten OPC aus Traubenkernen verabreicht worden war. Da Wasser mit Alkohol einen 124-prozentigen Umkehreffekt aufwies, bedeutet die aggregationshemmende Wirkung von OPC in alkoholhaltigem Wasser, dass es letztlich für einen Unterschied von 124 Prozent Anstieg der Blutplättchenaggregation plus 59 Prozent Senkung, also insgesamt 183 Prozent Differenz, verantwortlich ist!

Ist es da verwunderlich, dass das Risiko der französischen Weintrinker, einer Herzkranzerkrankung zum Opfer zu fallen, um 30 bis 40 Prozent geringer ist, gemessen an denen, die statt Wein andere Alkoholsorten trinken? Jedenfalls ist die Lebenserwartung französischer Frauen (Statistik 1995) die höchste von allen Ländern in der Welt, und bei den Männern sieht es ähnlich günstig aus. Insofern ist die eingangs genannte Französin, die 123-jährig starb, obwohl sie bis zu einem Liter Rotwein täglich getrunken haben soll und sogar gelegentlich geraucht hatte, eben nicht unbedingt die Ausnahme von der Regel.
Sicherlich kann man die unterschiedlichen Erklärungen für die Schutzwirkung von Rotwein auf die darin enthaltenen phenolischen Substanzen zurückführen, ohne sich auf weitere Differenzierungen einzulassen. Hierüber mögen sich die Chemiker streiten. Für den Laien ist eigentlich nur wichtig, dass alle Studien zu dem gleichen Schluss kommen:
Ein maßvoller regelmäßiger Rotweinkonsum senkt den Cholesterinspiegel, wirkt als Antioxidans, regt die Verdauungssäfte an, schützt die Zähne vor Karies, verhindert Entzündungen, wirkt antibakteriell, verhindert Nierensteine, schützt Herz und Kreislauf und verlängert das Leben.

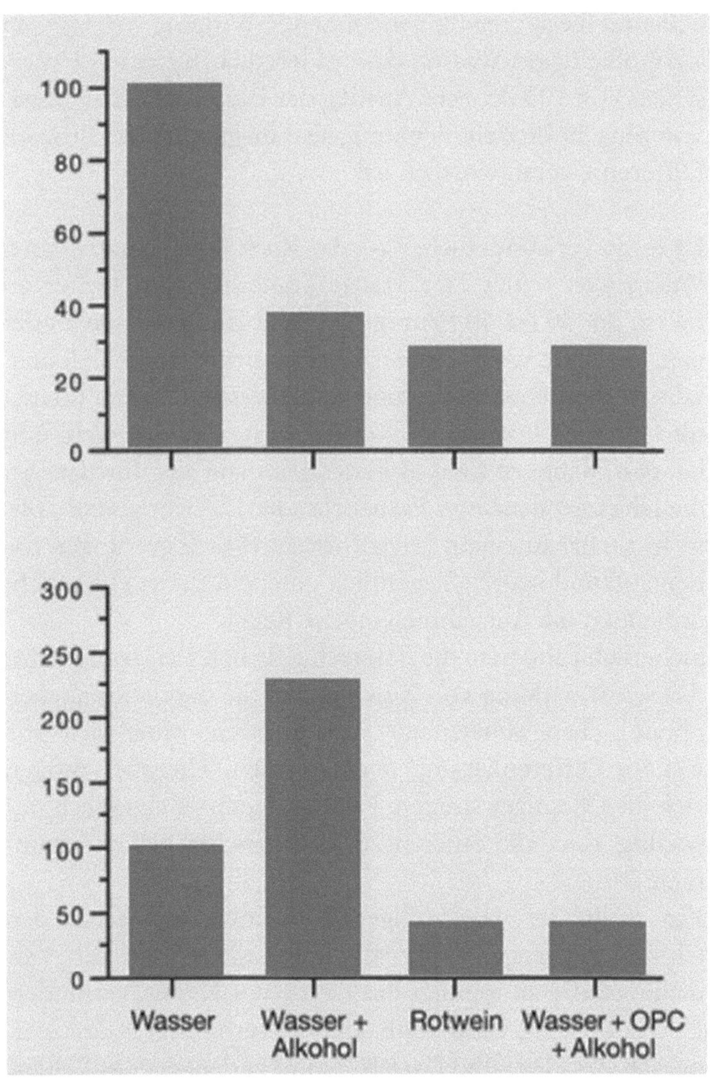

So wirkt sich Alkohol bei regelmäßiger und bei gelegentlicher Zufuhr auf die Blutzusammensetzung aus (Erläuterungen im Text). In der Abbildung oben entspricht der Wert 100 der normalen Plättchenaggregation im Blut.

Rotwein ist reich an Antioxidanzien, die in heutiger Zeit als Schutz unserer angegriffenen Immunsysteme für uns immer wichtiger sind (ausführliche Darstellung siehe S. 91ff.). Führende Weinforscher stellen fest, dass neben dem Alkohol vor allem die im Wein enthaltenen Phenole eine überragende Schutzwirkung auf den Organismus haben. Der englische Professor Maxwell kommt zu dem Schluss: »Rotwein ist die an Antioxidanzien reichste Flüssigkeit, die uns je im Labor begegnet ist. Wein ist voll davon, aber Rotwein schlägt sie alle um Meilen.« Und kalifornische Wissenschaftler werden noch etwas genauer: »Täglich zwei Gläser Rotwein – und die tägliche Versorgung mit Antioxidanzien würde um 40 Prozent zunehmen.«
Wobei der Genussaspekt noch gar nicht angesprochen ist.

In vino felicitas:
Genießen – ohne schlechtes Gewissen

Wer hat es nicht schon einmal erlebt, daheim oder während eines Frankreichaufenthalts: ein Festessen in größerer Runde, privat oder im Restaurant, mit Kerzenlicht und einem perfekt gedeckten Tisch. Die vielen Messer, Gabeln und Löffel in unterschiedlichen Größen glänzen, und die kunstvoll platzierten Kristallgläser blitzen. Stellen Sie sich den Aperitif zur Einstimmung vor, dann das Hors d'œuvre aus Austern oder Königinpastetchen mit einem kühlen Weißwein, einem Mâcon blanc oder einem Vouvray sec. Anschließend erfreuen sich Augen und Gaumen an einer zweiten Vorspeise aus köstlichen Salaten, einer getrüffelten Gänseleberpastete oder einem Crevettencocktail. Die Weinsorte hat entsprechend gewechselt. Die Atmosphäre ist angenehm entspannt, man unterhält sich angeregt.

Schließlich kommt der Hauptgang – der *plat de résistance*, der Widerstandsgang, wie die Franzosen ihn mit einiger Berechtigung nennen –, bei dem Koch oder Köchin ihre ganze Sensibilität in die Waagschale werfen und der Sommelier sich ebenfalls herausgefordert fühlt. Ob ein Entrecôte Villette mit einem Beaujolais-Villages oder ein okzitanischer Lammbraten mit einem Médoc serviert wird, eine junge Ente auf Kirschen mit einem Bordeaux, Madeira-Wachteln mit einem Morgon oder ein Kalbsnussbraten mit einem Cahors: Die Stimmung ist wunderbar, die Sinne sind betört, vor allem die Geschmackssinne. Das Leben ist nur noch angenehm, unsere Mitmenschen sind die charmantesten Gastgeber oder Gäste, man ist entspannt und bester Laune ...

Ich breche die Beschreibung dieser Mahlzeit, die noch lange nicht an ihrem Ende angekommen ist, jetzt besser ab, um Ihnen den Mund nicht allzu wässrig zu machen. Es dürfte deutlich geworden sein, worauf ich hinaus will: Die meisten Menschen haben schon einmal die Erfahrung gemacht, dass der passende Wein das i-Tüpfelchen einer exquisiten Mahlzeit ist, im Hinblick nicht nur auf die Geschmacksnerven, sondern auch auf die Stimmung.

Dass bereits eine kleine Menge Wein das Wohlbefinden steigert und stimmungsaufhellend wirkt, hat unter anderem biochemische Gründe. Gute Laune kann man essen, heißt es, und da ist etwas dran. Gute Laune hängt nämlich mit einem ausreichend hohen Serotoninspiegel zusammen. Serotonin ist ein Stoff, der sich im Gehirn aufbaut, wenn dort genügend Tryptophan, ein Eiweißbaustein, vorhanden ist. Tryptophan nehmen wir mit eiweißhaltiger Nahrung zu uns. Das gebildete Serotonin baut sich allmählich wieder ab. In dem Maße sinkt auch die gute Stimmung.

Da es angenehmer ist, sich wohl zu fühlen und das Leben leicht zu nehmen, sollte man nach Möglichkeiten suchen, das Serotonin möglichst lange zu erhalten und den Abbau zu verlangsamen. Dies geschieht auf verschiedene Arten: durch Sonnenlicht, Bewegung und – Alkohol. Insofern muss man den obigen Spruch etwas erweitern: Gute Laune kann man essen – und trinken.

Die meisten Menschen wissen, wie sie nach einem anstrengenden Tag voller Stress und Anspannung zu sich finden und entspannen können. Für viele bieten der abendliche Dauerlauf, ein auspowerndes Squash-Spiel oder andere körperliche Formen der Stressabfuhr gesunde Möglichkeiten. Die weniger Sportlichen trinken Alkohol, um sich zu entspannen. Tatsächlich weisen das Beruhigungsmittel Valium und Alkohol große Ähnlichkeiten auf.

Allerdings sollte man hier vorsichtig sein. Valium hat bekanntermaßen starke Nebenwirkungen und sollte nur in Ausnahmefällen und unter ärztlicher Indikation eingenommen werden. Aber wenn man abends automatisch zur Flasche greift, weil man gestresst ist und sich entspannen muss, ist ebenso Wachsamkeit angezeigt. Hieraus entwickelt sich nicht selten ein Kreislauf, der in der Sucht endet. Wenn man nach ein oder zwei Glasern nicht aufhören kann, sondern weitertrinkt, kehrt sich die entspannende Wirkung des Alkohols in ihr Gegenteil um: Anstatt Wohlbefinden, Sicherheit und Selbstwertgefühl zu steigern, fördert man dann Angst, Unsicherheit und Schlaflosigkeit.

Auch diese Erfahrung haben die meisten schon gemacht: Angeregt durch nette Gesellschaft und durch ein Glas Wein zudem in euphorische Stimmung versetzt, fällt es einem leicht, auch die schwierigsten Zusammenhänge plötzlich in elegante Wendungen zu fassen. Mühelos fließen die Gedanken und Worte. Man ist beschwingt und hat immer tiefere Einsichten und Erkenntnisse. *In vino veritas*, lautet der klassische Spruch, mit dem dieses Phänomen umschrieben ist. Der Wein löst die Zunge und gibt ungeschminkte Wahrheiten preis. Die Kommunikation zwischen zwei oder mehreren Menschen wird unter seinem Einfluss tiefer und intensiver.

Einige kritische Worte zum Alkoholkonsum

Auch wenn die nachgewiesenen, durchaus beachtlichen Vorteile des Alkoholkonsums, vor allem des Rotweintrinkens zum Essen, diesen in einem harmlosen Licht erscheinen lassen, darf man nicht den Fehler machen, das Alkoholtrinken für unbedenklich zu halten.

Fassen wir noch einmal zusammen: Untersuchungen haben ergeben, dass der regelmäßige und vor allem mäßige Rotweinkonsum sich auf einige gesundheitliche Bereiche positiv auswirkt, besonders auf die Blutflüssigkeit und damit auf Risiken von Herz-Kreislauf-Erkrankungen.

Was aber heißt »mäßiger« Konsum? Jeder Organismus ist anders aufgebaut und reagiert anders. Für den einen sind zwei halbe Liter Bier »nichts«, der andere wird schon nach einem Glas müde. Manch einer trinkt abends fünf Gläser Wein, während andere sich nach nur einem Glas unwohl fühlen oder Kopfschmerzen bekommen.

Männer vertragen mehr Alkohol als Frauen, große mehr als kleine Menschen. Trinkt man auf nüchternen Magen, geht mehr Alkohol ins Blut über, als wenn man eine Grundlage hat. Entsprechend dem Biorhythmus wirkt Alkohol morgens stärker als abends. Zusammen mit Medikamenten eingenommen, kann Alkohol sehr viel stärker und sogar tödlich wirken ...

Richtlinien aufzustellen, welche Mengen unbedenklich sind und ab wann es gefährlich wird, ist daher eine äußerst heikle Angelegenheit, zumal individuelle Voraussetzungen unberücksichtigt bleiben. Beim Weinkonsum sollte sich jeder selbst genau beobachten und die verträgliche Menge ermitteln.

Dennoch gibt es Empfehlungen zur »moderaten« Dosis von Alkohol:

- In England gab das Gesundheitsministerium 1995 – gestützt auf den Stand wissenschaftlich-medizinischer Forschung – die »Sensible Drinking-Guidelines« heraus. Ihnen zufolge können Frauen unbedenklich 24 g Alkohol und Männer 32 g täglich zu sich nehmen.
- In den USA empfiehlt man täglich 14 g Alkohol für Frauen und 28 g für Männer.
- In Australien gelten offiziell 20 g Alkohol für Frauen und 40 g Alkohol für Männer als unbedenklich.

Was bedeuten diese Zahlen konkret? Wie viele Gläser Wein dürfte man entsprechend diesen Angaben zu sich nehmen? Die folgende Übersicht zeigt Ihnen, wie Sie die entsprechenden Alkoholmengen errechnen können.

Allerdings möchte ich darauf hinweisen, dass neueste Trends in der medizinischen Forschung eher darauf abzielen, die Gefährlichkeit von Alkohol zu unterstreichen.

Auf einem im Januar 1998 abgehaltenen Symposium zum Thema »Alkoholkonsum und Krebsrisiko« stellten Mediziner den Einfluss von Alkohol auf die Entstehung verschiedener Krebsarten dar. Der auf diesem Symposium genannte kritische Wert für Frauen liegt bei 10 Gramm Alkohol pro Tag und für Männer bei 30 Gramm.

Unabhängig von diesen Zahlen gibt es noch einen bedeutenden Faktor, der Alkohol zu einem Risiko werden lässt, selbst wenn Wein, regelmäßig in geringer Menge getrunken, sich positiv auf das Herz- und Kreislaufsystem auswirkt. Die ersten Schlucke Wein wirken, wie bereits beschrieben, in der Regel stimulierend. Man fühlt sich heiter und unbeschwert und neigt häufig dazu, auch dem eigenen Alkoholkonsum gegenüber nachsichtiger zu werden. Aus einem Glas werden zwei, aus zweien vier ...

Errechnung des Alkoholgehalts

- *Auf den meisten Flaschen, die alkoholische Getränke enthalten, ist der Alkoholgehalt als Flüssigkeitsvolumen, nämlich Vol.-%, angegeben, z. B. 12,5 Vol.-% bei Weinen. Um den Alkoholgehalt in Gramm zu ermitteln, muss man folgendermaßen umrechnen:*
- *12,5 Vol.-% bedeutet, dass ein Liter des Weins 125 ml Alkohol enthält. 1 ml Alkohol wiegt 0,8 Gramm. 1 Liter Wein mit einem Flüssigkeitsvolumen von 12,5 Vol.-% enthält somit 125 x 0,8 = 100 g Alkohol. 0,1 l Wein (ein kleines Glas) enthalten 10 g Alkohol, eine 0,7-l-Flasche entsprechend 70 g.*
- *Beispiel: Bei einem leichteren Wein mit 10 Vol.-% enthält ein Liter 80 g Alkohol. 0,1 l enthalten demnach 8 g Alkohol. 20 g Alkohol würde man zu sich nehmen, wenn man 0,25 l dieses Weins trinkt.*
- *Bei Bier mit einem Flüssigkeitsvolumen von 5 % könnte man folglich die doppelte Menge zu sich nehmen, ehe man die gleiche Alkoholmenge konsumiert hätte: Ein halber Liter Bier enthält 20 g Alkohol.*
- *Übrigens baut die Leber ungefähr 10 g Alkohol pro Stunde ab.*

Für viele Menschen ist es nicht einfach, beim Alkohol Maß zu halten, gerade weil die Wirkung der ersten Schlucke so anregend ist. Und damit verkehrt sich die positive Wirkung kleiner Mengen bald schon in negative Effekte. Ich brauche diese hier nicht im Einzelnen aufzuzählen. Doch sollten alle, die einen Hang zu Sucht- und Abhängigkeitsverhalten haben, Alkohol besser meiden.

Wenn man Wein nicht mag

In Maßen getrunken, ist Rotwein gesund und eine hervorragende Quelle der OPC-Zufuhr.

Was ist aber mit denjenigen, die keinen Wein mögen, ihn nicht täglich trinken oder Alkohol nicht vertragen? Müssen sie auf die Zufuhr von OPC, das vor allem in Rotwein enthalten ist und neben anderen wohltuenden Wirkungen die Entwicklung von Herz-Kreislauf-Erkrankungen verhindert, verzichten? In welcher Form können sie ausreichend OPC zu sich nehmen, diesen Stoff mit den vielfältigen, enorm heilkräftigen Wirkungen, die Ihnen im Folgenden ausführlich dargestellt wird? OPC ist genau genommen eine pflanzliche Stoffgruppe, die in vielen Nahrungsmitteln enthalten ist. Dort finden wir es besonders in den faserigen oder holzigen Teilen von Obst und Gemüse sowie in den Schalen und Häutchen, die Kerne und Nüsse umgeben.

Laut der im August 2004 veröffentlichten Liste der USDA enthalten die folgenden, beispielhaft ausgewählten, Lebensmittel folgende OPC-Mengen (mg pro 100 g essbarer Teile):

- *Äpfel, Gala*   *41,56*
- *Bananen*   *03,37*
- *Waldheidelbeeren*   *44,23*
- *Kakaobohnen*   *5.689,053*
- *Möhren, roh*   *0*
- *Kirschen, süß*   *17,26*
- *Erdbeeren*   *42,01*
- *Apfelsaft, ungesüßt*   *12,12*
- *Traubensaft*   *14,14*
- *Rotwein (Tafelwein)*   *45,63*
- *Bier*   *02,03*

Wie viel OPC findet man in Früchten?

Vor allem ist OPC in reifen Früchten enthalten. Da aber die modernen Verteilungstechniken häufig eine zu frühe Ernte erfordern, damit die Früchte während des Transports zum Endverbraucher »nachreifen« können, enthalten diese Früchte nur minimale Mengen an OPC. Insofern ist es, wenn man keinen Rotwein trinkt, schwierig, sich ausreichend mit OPC zu versorgen.

Sind Nicht-Rotweintrinker also zu einer Mangelernährung verurteilt, weil sie höchstwahrscheinlich nicht genug OPC zu sich nehmen?

Glücklicherweise lässt sich diese Frage verneinen, da mittlerweile ein standardisiertes Verfahren entwickelt wurde, um OPC aus Pinienrinde und Traubenkernen herzustellen. Es ist hochkonzentriert in Kapsel-, Tabletten- und Tropfenform und auch als Creme zur äußeren Anwendung erhältlich.

Teil II
OPC – Die Entdeckung eines wunderbaren Heilmittels

Ein Blick in die Geschichte: Rettung vor dem Skorbuttod

Bekannt ist die große Skorbutgefahr, der die Seeleute vergangener Jahrhunderte ausgesetzt waren. Monatelang segelten sie auf ihren Schiffen und ernährten sich von Schiffszwieback und Gepökeltem, da an frisches Obst und Gemüse naturgemäß nicht heranzukommen war. Wer aber mehr als zwei Monate lang kein frisches Obst oder Gemüse zu sich nahm, musste sterben oder wurde zumindest grauenhaft verkrüppelt.

Skorbut war die gefürchtete Folgeerkrankung einer solchen Lebensweise. Mangelernährung war die Ursache für Zahnfleischblutungen und Zahnausfall, Knochenveränderungen, erhöhte Infektanfälligkeit, Hautblutungen, Gewebezerstörung und im Extremfall den Schwächetod. Mittlerweile ist bekannt, dass die Vitamin-C-Reserven unseres Körpers ca. sechs Wochen reichen.

Es gibt zahllose Beispiele aus der Geschichte, die die Gnadenlosigkeit mangelnder Vitaminzufuhr belegen. Waren die Seeleute monatelang von frischer Nahrung abgeschnitten, so endeten sie günstigstenfalls als hohläugige, zahnlose und krummbeinige Wracks. Bei seiner Umsegelung des Kaps der Guten Hoffnung verlor Vasco da Gama 1498 fast zwei Drittel seiner Mannschaft an die tödliche Krankheit, die mehr Schrecken erregte als die Vorstellung von Havarie und Todeskampf in den Sturmfluten, weshalb sie von den Seeleuten kurz »die Grausame« genannt wurde.

Indianische Weisheit: Rindenextrakt als Lebensretter

Ein anderes Beispiel für die Zerstörung der Körper durch Vitamin-C-Mangel, bei dem aber eine wunderbare Rettung im letzten Moment eintrat, ist die Exkursion des französischen Entdeckers Jack Cartier, die ihn und seine über hundertköpfige Mannschaft im Winter 1534/35 nach Nordamerika führte, ins heutige Kanada. Auf mehreren Expeditionen erforschte er die St.-Lorenz-Bucht, die Gegend von Quebec, und er segelte auch auf dem St.-Lorenz-Strom flussaufwärts ins Landesinnere. Hier wurde er von einem Wintereinbruch überrascht: Der Fluss fror zu, und Cartier und seine Männer mussten den ganzen Winter über an der Stelle bleiben, an der sie festsaßen – für die Mannschaft eine verhängnisvolle Situation. Dem Logbuch sind die Details dieses Schreckenswinters zu entnehmen: Ihr Zahnfleisch entwickelte sich so weit zurück, dass ihnen die Zähne ausfielen. Ihr Atem roch schlecht. Die Beine einiger Männer schwollen an, wurden kraftlos, schließlich schwarz und versagten den Dienst. Oder die Haut wurde fleckig. Und schließlich trat der Tod ein. An einer Leiche wurde eine Obduktion vorgenommen, von der sich der ratlose Kapitän Aufschluss über die rätselhafte Krankheit erhoffte. Man entdeckte ein weißes, mürbes Herz, das von rotem Wasser umgeben war ...
Nachdem bereits 25 Mann gestorben und weitere 15 in

kritischem Zustand waren, kam Hilfe durch einen Indianer. Er führte Cartier zu einem Baum, den er »Anneda« nannte, und zeigte ihm, wie man aus dessen Rinde und Nadeln einen Extrakt herstellte. Die Männer, die davon tranken, erholten sich innerhalb einer Woche! Sie sollten zusätzlich Umschläge des Suds an den betroffenen Bereichen auflegen, und so gelang es der restlichen Mannschaft zu überleben.

Ein weiteres historisches Beispiel ist die Entdeckungsfahrt des britischen Weltumseglers Sir James Cook im Jahr 1770 zur Ostküste Australiens. Ihm fiel auf, dass die Aborigines die Rinde der Teebäume zur Herstellung von Umschlägen und anderen Heilanwendungen benutzten. Auch er versuchte sich die Heilkraft dieses Baumes zunutze zu machen und ließ – als typischer Engländer – aus seiner Rinde Tee herstellen (daher übrigens der Name »Teebaum« für die mittlerweile auch hierzulande berühmte australische Heilpflanze *Melaleuca alternifolia* (zu den Heilwirkungen seines überaus potenten ätherischen Öls siehe »Das Teebaumöl Praxisbuch« von C. M. Diedrich und Anne Simons). Diesen Tee verabreichte auch er offenbar erfolgreich seinen Männern zur Vorbeugung gegen die gefürchtete Mangelkrankheit Skorbut.

Aber sowohl Cartiers glückliche Begegnung mit dem Indianer als auch Cooks kluges Imitieren der Eingeborenen zeigen, dass solche rettenden Maßnahmen im Kampf gegen die Krankheit Zufallstreffer waren. Dass Vitaminmangel die Krankheitsursache war, wurde erst später systematisch erkannt. Immerhin aber entdeckte der britische Marinearzt Dr. James Lind im 18. Jahrhundert, dass die Einnahme von Zitronen und Orangen, die man auf Schiffsfahrten mitnehmen konnte, die Mangelkrankheit verhinderte. Doch erst seit Beginn des 19. Jahrhunderts wurde Zitronensaft regelmäßiger täglicher Nahrungsbestandteil für britische

Matrosen. Und erst im 20. Jahrhundert wurde der Bestandteil in Zitronensaft isoliert, der für die Verhinderung von Skorbut verantwortlich war: die Anti-Skorbutbeziehungsweise Ascorbinsäure, heute allgemein bekannt unter dem Namen Vitamin C.

Auf den Spuren von Vitamin C

Vitamin C wurde 1928 von dem ungarischen Wissenschaftler Albert Szent-Györgyi erstmalig isoliert, der dafür neun Jahre später mit dem Nobelpreis ausgezeichnet wurde. Doch bei genauerer Betrachtung trägt die Ascorbinsäure ihren Namen nicht ganz zu Recht, da Untersuchungen ergaben, dass sie in reiner, synthetisierter Form weniger wirksam gegen Skorbutsymptome ist als die aus Zitronenschalen (»Citrin«) oder anderen Rohstoffen wie Paprika extrahierte Substanz, in der neben Vitamin C noch weitere Stoffe enthalten sind.

Ironie des Schicksals: Szent-Györgyi wurde der Entdecker von Vitamin C; aber eigentlich war er sein Leben lang auf der Suche nach etwas ganz anderem: dem OPC. Dieser farblose und daher lange unentdeckte Stoff ist der Co-Faktor von Vitamin C, dem der Nobelpreisträger bis zu seinem Lebensende nicht auf die Spur kam.

Die Entdeckung von OPC

Professor Jack Masqueliers Entdeckung von OPC war eigentlich ein zufälliges Nebenprodukt seiner Doktorarbeit über das rote Pigment in der Erdnuss. Ende des Zweiten Weltkriegs herrschte Mangel, und Fantasie war gefragt hinsichtlich der optimalen Verwertung von Rohstoffen. So erhielt Masquelier den Auftrag zu erforschen, ob das rote Häutchen, das unter der Schale die Erdnuss umschließt, giftige Stoffe enthält. Die Erdnussrückstände von Erdnussöl nach dem Auspressen waren sowohl als Viehfutter wie auch für die von Hunger bedrohten Nachkriegsmenschen als Proteinquelle interessant. Da aber einige Bauern darüber klagten, dass ihrem Vieh dieses Futter offenbar nicht schmeckte, musste geklärt werden, ob es toxisch war. Masquelier kam zu dem Ergebnis, dass die rote Erdnusshaut keinerlei giftige Stoffe enthält. Gleichzeitig entdeckte er neben der roten Substanz noch eine andere, farblose mit einer starken Schutzwirkung für Blutgefäße: das OPC.

Die erste Anwendung am Menschen fand dieses aus der Erdnusshaut gewonnene OPC bei der schwangeren Frau von Masqueliers Doktorvater, die an Ödemen in den Beinen litt. Ödeme sind Ansammlungen von Gewebsflüssigkeit zwischen den Zellen aufgrund von erhöhter Durchlässigkeit der Lymph- und Blutgefäße. Die Beine schwellen an, ermüden und schmerzen. Nur 48 Stunden, nachdem sie den OPC-Extrakt eingenommen hatte, war die Frau geheilt – was den Anstoß zur intensiven Entwicklung des ersten gefäßschützenden Medikaments auf der Basis von OPC gab. Dieses kam 1950 in Frankreich unter dem Namen *Resivit* auf den Markt und ist auch heute noch erhältlich.

- *Obwohl OPC aufgrund seiner rein chemischen Struktur zu den Flavonoiden gezählt werden könnte, ist dies eine wenig hilfreiche Zuordnung. Denn Flavonoide sind eine Gruppe von Pflanzenstoffen mit extremer Spannbreite und hinsichtlich ihrer biologischen Verwertbarkeit für den Körper, des Grades der Harmlosigkeit (bzw. Toxizität) und Wirkung höchst unterschiedlich.*

- *Daher schlug Professor Masquelier eine neue Zuordnung vor. Er wollte sich weniger auf die nicht sehr aussagekräftige Gruppe der Flavonoide als vielmehr auf die Gruppe der Flavanole konzentrieren.*

- *Oligomere Procyanidine sind stabile Verbindungen von zwei, drei, vier, selten fünf Katechin-Molekülen, eben: oligomere (gr.: oligo = einige) Procyanidine: OPC. Katechine sind die Bausteine von OPC und existieren auch allein. Einzeln sind es keine Procyanidine. Sind zwei dieser Moleküle miteinander verbunden, bilden sie ein »Dimer«, und drei Moleküle sind ein »Trimer«.*

- *Biologisch wirksam werden die Katechine, wenn sie sich zu Dimeren und Trimeren, d. h. Oligomeren, verbinden. Das Wort »Procyanidin« bezieht sich darauf, dass OPC zwar farblos ist, sich aber unter bestimmten Bedingungen rot oder blau färben kann. 1979 gab Masquelier dieser Stoffgruppe einen eigenen Namen: »Pycnogenole«.*

- *OPC wird zu der großen Gruppe der Pflanzenstoffe gezählt, die als Polyphenole bekannt sind. Hinter diesem Begriff verbergen sich viele verschiedene Substanzgruppen, unter anderem Flavonoide und Flavanole, was zu beträchtlicher begrifflicher Verwirrung geführt hat. OPC wurde nämlich immer wieder fälschlicherweise als Flavonoide beziehungsweise Bioflavonoide bezeichnet. Es handelt sich jedoch um Flavanole. Und auch wenn diese Unterscheidungen den Laien übertrieben detailliert anmuten, sollte man sie beachten, denn zwischen beiden Gruppen gibt es mehr Unterschiede als Gemeinsamkeiten:*

- *Ähnlichkeit weisen sie lediglich durch einen Flavan-Kern in ihrer chemischen Struktur auf. Grundsätzlich unterscheiden sie sich jedoch in vielerlei Hinsicht: Flavonoide sind nicht besonders biologisch wirksam, während OPC zu 100 Prozent bioverfügbar ist, d. h. vom Körper völlig verwertet werden kann. Einige Flavonoide wirken toxisch, OPC hingegen ist völlig ungefährlich. Im Gegensatz zu den Flavonoiden heftet sich OPC an Proteine, besonders an Kollagen. Außerdem sind Flavonoide gelb gefärbt, während OPC farblos ist.*

- *OPC-Moleküle sind hochspezialisierte kondensierte Flavanole, Verwandte der nicht bioverfügbaren Tannine (hochkondensierte Katechine), die in vielen Nahrungsmitteln vorkommen wie etwa Gemüse, Obstsaft, Rotwein, Bier, Kakao, Kaffee, Essig. Diese wirken antiviral, verbleiben aber aufgrund ihrer Molekulargröße im Verdauungstrakt. Sie gelangen nicht in unseren Blutkreislauf. Das weiß man schon lange, denn Tannine werden als wirksame Mittel bei Durchfall eingesetzt.*

- *Die Abkürzung OPC hat sich mittlerweile in verschiedenen Ländern als Terminus durchgesetzt. Angesichts der im englischen und französischen Sprachgebrauch unterschiedlichen und ohnehin recht komplizierten Begriffe für die Molekülverbindung – Procyanidole oder Procyanidine (frz., dt.) oder Proanthocyanidine« (engl.) – ist OPC eine einfache Lösung, die international verwendbar ist.*

Die Bedeutung von OPC für den Menschen

Die folgende Liste vermittelt einen Eindruck der vielfältigen Einsatzmöglichkeiten von OPC im Bereich der Nahrungsergänzung. Für einige der hier aufgeführten Indikationen ist OPC in Frankreich zugleich ein anerkanntes Arzneimittel.

Da jeder Organismus individuell reagiert, bedeutet die Einnahme von OPC natürlich nicht zwangsläufig und in jedem einzelnen Fall, dass sich ein problematischer Zustand verbessert. Einen Versuch aber ist OPC immer wert.

Das Wirkspektrum von OPC

1) Gefäße

a) Beine
(Extremitäten)

Vorbeugung/Verlangsamung/Behandlung von:
- Venenproblemen
- Besenreisern
- schweren/schmerzenden Beinen
- Stau in den Beinen
- Krampfadern
- offenen Beinen
- kalten Füßen (und Händen) – langfristig
- Kribbeln in den Beinen
- »restless legs«

b) Blutkreislauf

Regulierung/Stärkung von:
- Herz-Kreislauf-System
- peripherer Durchblutung
- Bluthochdruck
- *Vorbeugung von:*
- Schlaganfall
- Herzinfarkt
- Arteriosklerose

c) weitere Gefäß-
probleme

Vorbeugung/Verlangsamung/Behandlung von:
- Lymphstau
- Hämorrhoiden
- Thrombose (Aggregation)
- Wetterfühligkeit (Permeabilität)
- Ödemen

2. Allergien	*Vorbeugung und Behandlung von:*

| | *Vorbeugung und Behandlung von:* |

2. Allergien — *Vorbeugung und Behandlung von:*
- Heuschnupfen (Pollen, Gräser, Bäume)
- allergischen Reaktionen gegen Hausstaub, Tierhaare, Schimmelpilze, Insekten, Lebensmittel usw.
- Asthma

3. Augen — *Vorbeugung/Verlangsamung/Behandlung von:*
- Grauem Star
- Makula-Degeneration
- Sehschwäche, altersbedingt
- Lichtempfindlichkeit
- Nachtblindheit
- Bindehautentzündung
- »trockenen« Augen
- Grünem Star

4. Rheuma u. Ä. — *Vorbeugung/Verlangsamung/Behandlung von:*
- Arthritis
- Rheumatischem Formenkreis
- allgemein Gicht

5. Haut/Kollagen — *Vorbeugung/Verlangsamung/Behandlung von:*
- Hautfaltenbildung, vorzeitig
- Gewebefalten in Organen
- Verbrennungen, Sonnenbrand
- Akne, Ekzemen
- Neurodermitis
- Psoriasis
- Hautekzemen
- Dehnungsstreifen (Schwangerschaft)
- *Regulierung und Stärkung von:*
- Hautelastizität
- Elastizität von Fuß- und Fingernägeln
- Wundheilung (Beschleunigung)
- trockener Haut
- Narbenbildung
- Kollagen-Reparatur

6. Haare — *Verbesserung/Verlangsamung von:*
- Haarwuchs
- Haarausfall
- Glatzenbildung

7. Freie Radikale (vorzeitige Alterung)	*Vorbeugung/ Verlangsamung/ Behandlung von:* • antioxidierender Wirkung (innen/außen) • Alzheimer • Parkinson • MS • Senilität • Vergesslichkeit • Ausdauerleistung Sport (Unterstützung)
8. Atemwege	*Vorbeugung/ Verlangsamung/ Behandlung von:* • Rhinitis (Schnupfen) • Bronchitis • Asthma
9. Verletzungen	*Nach Verletzungen und Operationen: Entgiftung und schnellere Heilung von:* • Brüchen, Zerrungen, Sehnen • Muskelverletzungen • Wunden allgemein
10. Diabetes	*Verbesserte Durchblutung von:* • Augen (Retinopathie) • Extremitäten
11. Blutfette	• Regulierung von LDL- und HDL-Cholesterin
12. Stimmung	*Vorbeugung/ Verlangsamung/ Behandlung von:* • Depression • Winterverstimmung • PMS (prämenstruelles Syndrom)
13. CFS (Chronisches Erschöpfungssyndrom)	• Vitalisierung und Stärkung bei Müdigkeit
14. Konzentration	*(Vorbeugende) Behandlung von:* • Hyperaktivität, speziell bei Kindern • Lernschwierigkeiten • Konzentrationsschwäche • verlangsamter Reaktionsfähigkeit, speziell im Alter

15. Vitamin-Regeneration	• Verlängerte Wirkung von Vitaminen (C, E) durch Regeneration
16. Frauenleiden	*Linderung/ Regulierung von* • Dauer und Regelmäßigkeit der Periode • Menstruationsbeschwerden • klimakteriellen Beschwerden • PMS (prämenstruellem Syndrom)
17. Immunsystem	*Vorbeugung gegen* • Grippe, Erkältung • Chronisches Erschöpfungssyndrom (CES)
18. Niere	*Stärkung der Kapillarresistenz:* • verbesserte Filterfunktion • Proteinurie
19. Alkoholismus	*Unterstützung/ Behandlung/ Vorbeugung von:* • Leberentgiftung • Leberzirrhose • Anti-Rebound-Effekt
20. Ödeme	*Behandlung von:* • Venenödemen • Lymphödemen
21. Entzündungen	*Positive Wirkung bei allen Erkrankungen, die auf »-is« und »-itis« enden, wie* • Arthritis (Gelenkentzündung) • Gastritis (Magenschleimhautentzündg.) • Hepatitis (Leberentzündung) • Meningitis (Hirnhautentzündung) • Parodontitis (Zahnfleischentzündung) • Sinusitis (Stirnhöhlenentzündung)
22. Beschwerden bei Fernreisen	*Vorbeugung/ Linderung von:* • Jetlag • Economy-class-Syndrom • dicken Knöcheln

Diese beachtliche Liste zeigt, wie wichtig die ausreichende Zufuhr von OPC für unsere Gesundheit ist, speziell für die Blut und Lymphgefäße, die Augen, die allgemeine, auch stimmungsmäßige Befindlichkeit und Vitalität sowie das Immunsystem.

Die »Wunder«-Wirkungen von OPC

Was aber ist die Erklärung dafür, dass OPC derart vielfältige Wirkungen im gesamten Organismus hat?

- OPC ist ein mächtiges Antioxidans, das die gefürchteten freien Radikale wirkungsvoll bekämpft und somit einen Schutzfaktor gegen Zellschädigungen darstellt. Tatsächlich kann man es als das mächtigste pflanzliche Antioxidans ansehen. Messungen ergaben, dass seine antioxidative Wirkung 18- bis 20-mal so stark wie die von Vitamin C und 40- bis 50-mal so stark wie die von Vitamin E sein kann.
- OPC reguliert den Cholesterinspiegel im Blut.
- OPC stärkt die Blutgefäße und verhindert so Herz- und Kreislauferkrankungen. Da es sich – im Gegensatz zu Vitamin C – an Protein, besonders an Kollagen und Elastin heftet, kann es bereits innerhalb von 24 Stunden die Widerstandsfähigkeit der Blut- und Lymphgefäße verdoppeln.
- OPC verbessert die Blutzirkulation im ganzen Körper und wirkt sich positiv auf die Sehkraft, das Bindegewebe, Gelenke, Schleimhäute usw. aus.
- Unter OPC-Einfluss kann man Stress leichter ertragen.
- Das Gedächtnis wird gestärkt.
- Alterungsprozesse werden verlangsamt: Kollagen wird geschützt und Falten bilden sich dadurch langsamer.
- OPC beugt Karies vor, z. B. durch eine Mundspülung mit Rotwein.
- Arthritische Entzündungen sowie Sportverletzungen heilen schneller, wenn man OPC einnimmt.
- OPC beugt allergischen Reaktionen vor.

Ein eindrucksvolles Spektrum, bei dem der eine oder die andere Hoffnung schöpft angesichts der genannten Chancen auf ein langes Leben in Gesundheit und Schönheit!
Die mittlerweile alle Medien beherrschende Debatte um gesunde Ernährung führt uns zwar immer stärker deren Bedeutung für unsere Gesundheit vor Augen. Dennoch müssen wir feststellen, dass die industriellen Produktionsmethoden dafür sorgen, dass Lebensmittel durch den Verarbeitungsprozess häufig ihrer vitalen Nährstoffe entledigt werden. Dosenfrüchte sind beispielsweise ihrer Schalen beraubt. Doch auch wer annimmt, man brauche nur frisches Obst zu sich zu nehmen, um die optimale Vitalstoffzufuhr zu garantieren, kann sich irren. Entscheidend ist nämlich der Reifegrad einer Frucht. Erst völlig ausgereifte Früchte enthalten ausreichend OPC, während es in unreifem Obst nur in geringer Menge enthalten ist. Die Versorgung einer ganzen Gesellschaft mit Früchten bedeutet naturgemäß, dass diese vor dem Zeitpunkt ihrer völligen Reife gepflückt werden: Transport, Verpackung, Verteilung sowie der Einkauf durch den Endverbraucher erfordern ihre Zeit. Dieser sollte im Laden unbedingt sein Obst und Gemüse mit kritischem Blick auf den Reifegrad auswählen: Noch nicht voll ausgereifte Früchte halten nicht, was sich ernährungsbewusste Verbraucher von frischen Nahrungsmitteln versprechen.
Auch enthalten gezüchtete Nahrungsmittel immer weniger Schutzstoffe wie etwa OPC.

*Warum ist es sinnvoll, seine Nahrung mit OPC in Kapseln
zu ergänzen?*

Unser Körper stellt OPC nicht selbst her, ebenso wenig
wie Vitamin C. Er ist also auf die regelmäßige Zufuhr von
beidem angewiesen. Es stellt sich aber die Frage, warum
man OPC nicht einfach mit der normalen Nahrung zu
sich nehmen kann, wo es doch in so vielen Pflanzen vorkommt. Neben dem Aspekt der unzureichenden Reifung
von Früchten bei der Ernte gibt es noch eine zweite, einfache Antwort: OPC ist zwar überall in der Natur verbreit-
tet, verteilt sich aber vor allem auf Rinden, Schalen, Häute
und hölzerne Teile, die wir im Allgemeinen erst entfernen,
bevor wir eine Frucht essen. Somit weisen auch Menschen,
die sich bewusst ernähren, einen Mangel an OPC auf. Die
zusätzliche Einnahme von OPC als Ergänzung zu unserer
normalen Nahrung ist also sinnvoll.

Gewinnung von OPC

In den Vierzigerjahren des 20. Jahrhunderts wurden ganze Erdnüsse tonnenweise aus Senegal nach Bordeaux ge-
schifft, so dass die dort während des Schälprozesses ab-
fallenden roten Häute für die Herstellung von OPC zur
Verfügung standen. Seit 1950 aber wurden aus Senegal
nur noch die Erdnusskerne exportiert, und Dr. Masquelier musste nach anderen Rohstoffen Ausschau halten, aus
denen die wirtschaftliche Extraktion von OPC möglich
war. Tatsächlich fand er eine äußerst praktikable Lösung
für das Problem. In der Rinde der in Les Landes, dem Gebiet unterhalb Bordeaux, vorkommenden Konifere *Pinus
maritima* fand er den gesuchten Stoff in großer Menge. Wie

zuvor aus der Erdnusshaut extrahierte er ihn nun aus der Pinienrinde und verarbeitete ihn zu einem weiteren gefäßschützenden Medikament namens *Flavan*.

Bei der Gewinnung von OPC aus Pinienrinde bemühte sich Masquelier um ein möglichst gutes Verhältnis zwischen Rohstoff und gewonnenem OPC: Bei seinem Verfahren sollte aus einer bestimmten Menge an Pinienrinde eine möglichst hohe Konzentration an OPC erreicht werden.

Wegen der extrem guten Wasserlöslichkeit von OPC wurde also die kleingemahlene Rinde zunächst wie Tee in kochendem Wasser aufgelöst. Dabei lösen sich neben OPC noch andere wasserlösliche Substanzen, hauptsächlich Tannine. Um den OPC-Anteil des Extrakts so hoch wie möglich zu halten, erarbeitete Masquelier ein Verfahren, bei dem der gewonnene Anteil von OPC und Katechinen zwischen 85 und 90 Prozent liegt. Letztere schaden nicht, im Gegenteil: Die Katechine werden durch die Anwesenheit von OPC aktiviert und zeigen heilsame Wirkung. Auch das moderne, auf Masqueliers Erfindung beruhende Verfahren bringt eine höchst wirkungsvolle Flavanol-Mixtur hervor.

Es wäre übrigens gar nicht wünschenswert, OPC vollständig zu isolieren, da die Stoffe auch in der Natur in Kombination mit anderen vorkommen und erst im Zusammenspiel mit diesen ihre volle Schutzwirkung entfalten. Aber die Konzentration von sogenannten »OPC-Extrakten« kann sehr schwanken. Die nach dem standardisierten Verfahren hergestellten Komplexe sind insofern einzigartig in ihrer Wirkung, als sie den extrem hohen OPC-Gehalt und Katechine garantieren und kaum noch die nicht bioverfügbaren Tannine enthalten. Bei nicht von Masquelier autorisierten Produkten kann der OPC-Anteil auf nur wenige Prozent sinken und zahlreiche nicht bioverfügbare Substanzen enthalten (siehe »Qualitative Merkmale«, S. 72).

1955 gelang Masquelier der Nachweis, dass die gleichen OPC-Moleküle, die er aus Erdnusshaut und Pinienrinde gewonnen hatte, auch in Rotwein vorkommen – und dass diese Flavanole den Flavonoiden wie etwa Rutin konkurrenzlos überlegen sind, was ihre Bioverfügbarkeit und damit ihre Wirksamkeit hinsichtlich des Gefäßschutzes betrifft.

Es stellt sich also die Frage, wo sonst noch Flavanole in der Natur vorkommen. Antwort: In vielen Pflanzen, die wir als Obst und Gemüse täglich zu uns nehmen, und in solchen, die uns auch aus anderen Zusammenhängen bereits als Heilpflanzen bekannt sind, wie etwa Ginkgo biloba, Misteln, Weißdorn, aber auch, wie die eingangs zitierten historischen Beispiele zeigen, in der Rinde von bestimmten Bäumen, etwa dem australischen Teebaum.

Eine Schülerin und spätere Mitarbeiterin Masqueliers, Dr. Marie-Claire Dumon, wies in 500 verschiedenen Pflanzen OPC-Moleküle nach, darunter in der Rinde von Kiefern, Kastanien und Chinarindenbaum, in Kastanien-, Eichen-, Himbeer- und Heidelbeerblättern, in Kolanuss-, Kakao-, Avocado-, Weinpflanzenkernen, in Himbeer-, Apfel-, Ebereschen-, Weißdorn- und Zypressenfrüchten, in Erdbeer- und Ruthaniawurzeln sowie in den Stielen und Blüten von Linde und Weißdorn.[3]

Das Geheimnis der Errettung von Cartiers Mannschaft durch Rinde und Nadeln des Anneda-Baumes lässt sich durch Masqueliers Erkenntnisse heutzutage leicht aufklären: Ganz offensichtlich ist die Rinde des Anneda-Baumes hochgradig OPC-haltig, während die Nadeln Vitamin C enthalten. Dank dieser unschlagbaren Kombination erhielten die Seemänner ein potentes Mittel, das sie trotz ihres extrem schlechten Zustandes zu retten vermochte.

---

3 Vgl. Bert Schwitters: Dr. Masquelier's Mark on Health. Rom 2004, S. 95f.

OPC ist in fast jeder Pflanze enthalten, da Flavanole Pflanzen vor der Oxidation schützen. Besonders gehäuft treten sie in der Rinde von Bäumen, in Früchten – insbesondere in Schalen und Häuten –, in der Umhüllung von Kernen und Erdnüssen sowie in den Blättern und Blüten von Bäumen und Sträuchern auf.

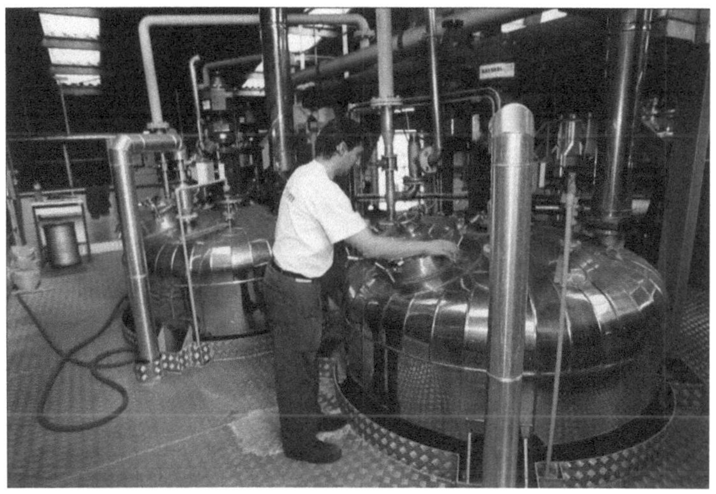

Die Gewinnung von Masqueliers OPC findet unter den strengsten Reinheits- und Qualitätsbedingungen statt.

Während jedoch in den meisten natürlichen Nahrungsmitteln OPC in nicht ausreichender Menge enthalten ist, gibt es einen Stoff, aus dem nicht nur die Träume sind, sondern der in ausreichendem Maß den Körper mit OPC versorgt – und das ist eben (in Maßen genossener) Rotwein, auf dessen lebensverlängernde, gesundheiterhaltende Wirkung ich bereits ausführlich eingegangen bin.

Ökonomische und ökologische Kriterien der OPC-Produktion

Bei der industriellen Gewinnung eines Stoffes aus der Natur ist das Verhältnis zwischen Aufwand und Ertrag entscheidend. Masquelier konzentrierte sich auf die Herstellung von OPC aus Pinienrinde und Traubenkernen, weil sie einen relativ hohen Gehalt an OPC aufweisen, aber auch deshalb, weil sie zusätzlich sogenannte »Nebenprodukte« sind. Die Pinien werden ja nicht zwecks Gewinnung von OPC gefällt, sondern weil man die Stämme als Bauholz braucht. Die Rinde ist hier also ebenso »übrig« wie auch die Traubenkerne, die ein Nebenprodukt der Saft- und Weißweinherstellung sind. Allerdings ist festzustellen, dass die Pinien mittlerweile immer früher geschlagen werden, so dass ihre Rinde noch nicht sehr dick und dadurch für die OPC-Produktion weniger ergiebig ist. Dies könnte langfristig die Extraktion von OPC aus Pinienrinde erschweren.

Qualitative Merkmale

OPC wird zwar vorwiegend aus der Rinde von *Pinus maritima* und vor allem aus Traubenkernen der *Vitis vinifera* gewonnen, aber man muss sich davor hüten, es mit Pinienrinden- oder Traubenkernextrakt gleichzusetzen. Sowenig wie Vitamin C gleichbedeutend mit Orangensaft ist, sowenig ist OPC identisch mit Traubenkernextrakt. Mit letzterem Begriff kann man jeden Stoff benennen, den man aus Traubenkernen gewinnt, wobei der OPC-Gehalt minimal sein kann. Wie Vitamin C nach normierten Herstellungsverfahren produziert wird, ist auch OPC ein Stoff, den man aus Pinienrinde und Traubenkernen – theoretisch allerdings auch aus vielen anderen Pflanzen – gewinnen kann.

In den USA war »Traubenkernextrakt« der Hit unter den Nahrungsergänzungsmitteln der Jahre 1996, 1997 und

1998. Das ist keineswegs nur erfreulich, denn man hätte etwas genauer sein sollen. Bekanntermaßen zieht jedes erfolgreiche Naturheilmittel eine Reihe von Scharlatanen und ignoranten Geschäftemachern an, und das trifft ganz besonders auch auf OPC zu.

Tatsächlich wurden 1997 von einem unabhängigen US-Labor in Chelmsford, Massachusetts, neben den zwei Masquelier-Produkten (jeweils aus Traubenkernen und aus Pinienrinde gewonnen) zehn auf dem US-amerikanischen Markt erhältliche Traubenkernextrakte unter anderem auf ihre antioxidative Wirkung untersucht.

Ergebnis: Die zwei Masquelier-Produkte enthielten mindestens 85 Prozent OPC und OPC-Bausteine (d. h. aktive Substanzen) und erwiesen sich somit als starke und biologisch wirksame Heilmittel. Diese standardisierten OPC-Produkte sind die einzigen, die in gleichbleibender Qualität über viele Jahre wissenschaftlich getestet wurden. »Masqueliers OPC« wurde nach strengen Richtlinien geprüft, für gut befunden, (in verschiedenen Ländern) patentiert und in Frankreich sogar als Bestandteil von Arzneimitteln anerkannt. Tatsächlich ist es dort heute noch, über 70 Jahre nach seiner Entdeckung, der am häufigsten gegen Gefäßschwäche verschriebene Wirkstoff.

Solche Untersuchungen fehlen zu anderen Traubenkernprodukten, von denen es mittlerweile eine beinahe unüberschaubare Menge gibt, oft ohne Angaben zu Herkunft und Qualität. Ob auch sie antioxidativ und entsprechend wohltuend wirken, ist nicht belegt. Entsprechend wiesen bei der genannten unabhängigen Laboruntersuchung in Chelmsford die anderen getesteten Traubenkernextrakte – bis auf eine Ausnahme – allesamt recht traurige Ergebnisse auf. Einige enthielten sogar überhaupt kein OPC, andere nur in minimaler Konzentration.

Die Nutzung von Pflanzen als Heilmittel

Die Einsicht, dass Pflanzen unsere Gesundheit garantieren und Krankheiten vorbeugen, gehört nicht nur zum Erfahrungsschatz sämtlicher traditionsreicher Kulturen, sondern hat sich auch im Denken der westlichen Welt wieder durchgesetzt, die mehr und mehr von der durch synthetisierte Pharmaka hervorgerufenen Fortschrittsbegeisterung desillusioniert ist. Heilsame Nahrungs- und Pflanzenmittel aus der Natur rücken immer mehr ins Zentrum der allgemeinen Aufmerksamkeit. Man denke nur an die Berühmtheit des australischen Teebaumöls, das in kaum einem Haushalt mehr fehlt, an die zunehmend erforschte »Apotheke aus dem Urwald«[4] oder an die wunderbaren Wirkungen des ägyptischen Schwarzkümmelöls, das dank seiner besonderen Zusammensetzung aus ungesättigten essenziellen Fettsäuren gerade in den von Umweltgiften stark angegriffenen Körpern und Psychen für Harmonie und Ausgleich sorgt.

Nicht nur in Reformhäusern und Bioläden findet man seit Jahren schon Konzentrate aus Knoblauch, der Ginseng-Wurzel oder aus Ginkgo-biloba-Blättern, um nur einige wenige zu nennen; diese Pflanzen bilden häufig auch die Basis für Medikamente.

Um als Medikament zugelassen zu werden, unterliegt eine Substanz extrem strengen und umfänglichen Kontrollversuchen und muss eine ganze Reihe von Kriterien erfüllen. Hierzu gehört unter anderem die »biologische Verfügbarkeit« des Stoffes.

---

4 Vgl. mein E-Book Anne Simons: *Maya-Medizin. Wie wir die Heilkraft des Regenwaldes hier und heute nutzen können.* Coburg 2013

Bioverfügbarkeit von OPC

Der Beweis für die biologische Verfügbarkeit von OPC wurde mit Hilfe von Radioaktivität geführt. Im Labor gezogene Weinreben wurden in mikroskopischen Konzentrationen radioaktiv gemacht, aus ihren Traubenkernen OPC gewonnen und Labortieren (Mäusen) oral verabreicht. Mittels einer Röntgenaufnahme ließ sich nach einer gewissen Zeit feststellen, dass OPC sich über den ganzen Körper verteilt hatte: Es war vom Darm aus ins Blut übergegangen und im gesamten Körpergewebe, bis hin zu Haut, Haaren, Nägeln sowie den verschiedenen Organen, nachzuweisen. Das bedeutete optimale Bioverfügbarkeit des in Wasser aufgelösten OPC-Extrakts. Besonders gehäuft konnte man OPC in der Aorta, den Wänden des Zwölffingerdarms, der Leber, den Bronchien und der Haut, aber auch im Brustbeinknorpel, in der Milz, den Drüsen, der Lunge, dem Plasma, dem Herzmuskel, den Muskeln und dem Blut nachweisen.

Bioverfügbarkeit

- *Die Vitalstoffe, die wir mit der Nahrung aufnehmen, werden in den verschiedenen Abschnitten unseres Verdauungssystems resorbiert, d. h. sie passieren die Schranke, die Magen- oder Darmwände darstellen, und werden von den Blutgefäßen aufgenommen und in alle Körperbereiche transportiert.*
- *Dies geschieht in unterschiedlichem Maße. Manche Stoffe werden nur schlecht, andere überhaupt nicht resorbiert, dem Körper also für die Nährstoffversorgung nicht verfügbar gemacht.*
- *Eine Substanz, die zwar eingenommen wird, den Verdauungstrakt aber bei der Ausscheidung wieder verlässt, ist für den Körper kaum von Nutzen. Sie steht ihm biologisch nicht zur Verfügung. Ein Stoff, auch wenn er noch so wunderbare Eigenschaften aufweist, nutzt also letztlich nur dann dem Menschen, wenn er vom Körper verwertet werden kann.*

Eine auf gleichem Wege ebenfalls durchgeführte Untersuchung der Bioverfügbarkeit des Bioflavonoids Rutin, das wegen seiner gefäßschützenden Eigenschaften sogar die Basis eines Medikamentes darstellte, ergab zum allgemeinen Erstaunen, dass Rutin nicht biologisch verfügbar war: Es war lediglich im Darm der Tiere festzustellen.

Bereits zehn Minuten nach der Einnahme war OPC im Blut der Labortiere nachweisbar. Die schnelle Verfügbarkeit einer Substanz ist natürlich besonders dann von großer Bedeutung, wenn diese in Notfällen helfen soll, etwa bei einem Allergieanfall. Die höchste Konzentration war nach 45 Minuten erreicht, dann fiel der Wert allmählich ab. Nach sieben Stunden lag er immer noch bei einem Drittel des Maximalwerts. Die Ausscheidung von OPC erfolgt zu einem geringen Prozentsatz (14 Prozent nach elf Stunden) über die Gallenflüssigkeit, d. h. über den Darm.

OPC und Vitamin C – ein unschlagbares Team

Auf die Bedeutung von Vitamin C für einen funktionierenden Organismus wurde bereits hingewiesen. Es beeinflusst fast alle Prozesse unseres Körperstoffwechsels. Leider ist der Mensch – im Gegensatz zu den meisten Tieren – nicht in der Lage, dieses lebensnotwendige Vitamin selbst herzustellen; er muss es mit der Nahrung aufnehmen. Linus Pauling, der große Erforscher des Vitamin C, untersuchte bei Tieren, wie viel Ascorbinsäure sie produzierten, und rechnete dann hoch, wie viel Ascorbinsäure der Mensch entsprechend seinem Alter, Gewicht und seiner Größe benötigte. Er kam auf ein beachtliches Maximum von 18 Gramm täglich, eine Dosis, welche die allgemeinen Richtlinien um ein Vielfaches übertrifft. In der Regel empfehlen diese als normale Tagesmenge für einen erwachsenen Menschen zwischen ungefähr 100 und 150 mg.

Der zweifache Nobelpreisträger Linus Pauling löste mit seinem 1970 veröffentlichten Buch »Vitamin C und der Schnupfen« einen Vitamin-C-Boom aus: Viele Menschen orientierten sich nun an den von ihm empfohlenen Megadosen, von denen man sich lebensverlängernde, zellverjüngende und stark abwehrstärkende Wirkung versprach – zu Recht. Pauling selbst, der täglich 12 Gramm Vitamin C einnahm, war bis zu seinem späten Tod – er starb im Alter von 93 Jahren – ein sehr vitaler Mann. Kein Wunder angesichts der unglaublichen Schutzfunktionen, die dieses Vitamin für den Organismus ausübt!

Schutzwirkungen von Vitamin C

Für Vitamin C sind viele Schutzwirkungen nachgewiesen:

- Es ist für das Wachstum unerlässlich, insbesondere für die Bildung von Kollagen. Dieses ist in Knochen, Knorpel, Haut, Bändern, Sehnen und Gewebe als Gerüsteiweiß enthalten. Es sorgt für die Elastizität und Gesundheit dieser Strukturen und schützt vor Infektionen.
- Ascorbinsäure ist ein hochwirksames Antioxidans, das dafür sorgt, dass die gefährlichen freien Radikale (siehe Seite 93) die Körperzellen nicht zerstören. Auch bewahrt es andere Vitamine, wie bestimmte B-Vitamine, Vitamin A und E, vor Oxidation.
- Vitamin C ist an der Produktion beziehungsweise Aktivierung von roten Blutkörperchen, Abwehrzellen, Folsäure und Hormonen beteiligt.
- Vitamin C bindet krebserregende Nitrate und Nitrite und wirkt dadurch antikarzinogen.

- Es ist verantwortlich für den Eisentransport im Blut
  und eine ausreichende Zellversorgung mit Sauerstoff.
- Vitamin C ist erforderlich zur Wundheilung und zur
  Aufrechterhaltung gesunder Blutgefäße.

Was Pauling nicht wusste: Möglicherweise hätte er die Dosis an Vitamin C verringern können und dennoch eine höhere Wirkung für seinen Körper erzielt. OPC nämlich ist ein Stoff, der die Wirkung von Vitamin C extrem verstärkt. Noch einmal zur Erinnerung: Albert Szent-Györgyi, der ungarische Entdecker von Vitamin C, war eigentlich auf der Suche nach dem Co-Faktor von Vitamin C. Forschungen hatten nämlich gezeigt, dass das reine, synthetisierte Vitamin C bei der Bekämpfung von Skorbut weniger wirkungsvoll war als pflanzliche Extrakte, z. B. aus Zitronenschalen, die neben Vitamin C noch verschiedene andere Substanzen enthielten. So ging er davon aus, dass eine dieser Substanzen Vitamin C unterstützte und gemeinsam mit ihr eine besondere Heilwirkung entfaltete. Doch welche Substanz diesen Co-Faktor darstellte, konnte er nicht ermitteln.

Diesen Nachweis erbrachten 1976 schließlich Masquelier und seine Kollegen mit einer bahnbrechenden Studie. Dass OPC die Wirkung von Vitamin C offensichtlich vervielfachte, war zuvor in verschiedenen Zusammenhängen aufgefallen, etwa bei der Senkung des Cholesterinspiegels durch OPC, die nach Einnahme von Vitamin C noch deutlich verstärkt wurde.

Wie ließ sich die Vermutung, dass OPC der gesuchte Co-Faktor von Vitamin C sein könnte, erhärten? Masquelier führte ein so einfaches wie beeindruckendes Experiment an Meerschweinchen durch. Diese Tiere gehören – etwa neben Primaten und Fledermäusen – zu den wenigen Tierarten, die Vitamin C nicht selbst synthetisieren und also

– wie wir Menschen – auf seine Zufuhr mittels Nahrung angewiesen sind.

Die Meerschweinchen wurden in fünf verschiedene Gruppen unterteilt und mit unterschiedlichen Vitamin-C- beziehungsweise OPC-Mengen versorgt. Je mehr Vitamin C die Tiere erhielten, desto kräftiger waren sie und desto länger ihre Lebensdauer. Das erstaunliche Ergebnis der Untersuchung war, dass die Tiere, die mit einer geringen Menge an Vitamin C versorgt wurden, nämlich mit 5 mg pro Kilo Körpergewicht täglich, zusätzlich aber OPC erhielten, sich in einem ähnlich guten Zustand befanden wie die mit der ausreichenden Menge an Vitamin C versorgten Tiere, die täglich 20 mg Vitamin C pro Kilo Körpergewicht erhielten. OPC ist also ein Vitamin-C-Verstärker, der das Überleben sichert, auch wenn der Organismus nicht genügend Vitamin C zugeführt bekommt. Tatsächlich reduziert sich unter der Wirkung von OPC der Bedarf an Vitamin C auf ein Zehntel. Durch eine Redox-(Reduktions-Oxidations-) Reaktion vermag OPC verbrauchte Vitamin-C-Moleküle zu regenerieren, und zwar bis zu zehn Mal.

Linus Pauling hätte demnach bei regelmäßiger Einnahme von OPC statt der täglich konsumierten 12 Gramm Ascorbinsäure nur noch 1,2 Gramm gebraucht und wäre trotzdem in optimaler Gesundheit und Vitalität gealtert.

Nun stellt sich die Frage, welcher Stoff welchen unterstützt: OPC das Vitamin C oder umgekehrt. Diese Frage ist leicht zu beantworten: Beide Stoffe verstärken sich gegenseitig. Durch die Gabe von Vitamin C werden die Schutzwirkungen von OPC verstärkt, während die wohltuenden Wirkungen von Vitamin C durch OPC eine Vervielfachung erfahren. In beiden Fällen werden die Heilungsprozesse in Gang gesetzt beziehungsweise beschleunigt. OPC und Vitamin C sind zusammen ein unschlagbares Team!

Ist OPC das Vitamin P?

Erinnern Sie sich an das Beispiel der Frau von Masqueliers Doktorvater, deren Ödeme innerhalb von zwei Tagen nach Einnahme von OPC geheilt waren. Oder, noch weiter zurück, an den Skorbut, dem Cartiers Mannschaft dank des Anneda-Baums nicht zum Opfer fallen musste. Die typischen Symptome von Skorbut sind die Auflösung des Körpergewebes, die einsetzt, nachdem man über einen längeren Zeitraum kein frisches Obst und Gemüse zu sich genommen hat. Mangels ausreichender Möglichkeiten, bestimmte Nahrungsmittel zu kühlen oder auf andere Art frisch zu erhalten, nahm man auf Schiffsreisen nur gedörrtes Fleisch, Getreide – und natürlich Schnaps mit. Besser wurde es im 18. Jahrhundert für die britischen Seefahrer, nachdem ein Schiffsarzt den Zusammenhang zwischen Zitrusfrüchten und der Verhinderung von Skorbut entdeckt hatte. Doch erst in unserem Jahrhundert sollte mit der Entdeckung des Vitamin C der Grund für diesen Zusammenhang deutlich werden.

Vitamine sind lebenswichtig

Vitamine sind organische Verbindungen, die der Organismus braucht, um die Lebensvorgänge aufrechtzuerhalten. Da Vitamine (mit Ausnahme von Vitamin K und unter Sonneneinfluss auch Vitamin D) vom Körper selbst nicht hergestellt werden können, müssen wir sie mit der Nahrung zu uns nehmen. Fehlen dem Körper bestimmte Vitamine, so kommt es zu Mangelerscheinungen.
Die Vitamine können zwar teilweise über einen recht langen Zeitraum im Körper gespeichert werden, dennoch leeren sich diese Speicher, wenn wir sie nicht mit den entsprechenden Vitaminen durch unsere Nahrung auffüllen.

Die regelmäßige Vitaminzufuhr von außen ist deshalb unerlässlich.

Speichermöglichkeit für Vitamine

- B_{12} — *bis zu fünf Jahre*
- *A* — *bis zu zwei Jahre*
- *E* — *sechs bis zwölf Monate*
- *D und Folsäure* — *zwei bis vier Monate*
- *C, B_2 und K* — *zwei bis sechs Wochen*
- B_1 — *höchstens zwei Wochen*
- *OPC* — *ca. 72 Stunden*

OPC gilt einigen Fachleuten als Vitamin, speziell als Vitamin P, das für die Festigkeit der Kapillaren – das sind die sogenannten »Haargefäße«, feinste Verzweigungen der Blut- und Lymphgefäße – verantwortlich ist. So heißt es beispielsweise in einem wissenschaftlichen Forschungsbericht der Pharmazeutischen Fakultät der Universität Bordeaux: »Flavanole Oligomere stellen in unserer Ernährung praktisch die einzige Quelle an Vitamin P dar. [...] Sie sind gut löslich, vollständig bioverfügbar, nicht toxisch, nicht mutagen [d. h. sie verursachen keine Änderungen der Erbinformation] und nicht karzinogen [krebserregend]. Sie [...] haben einen berechtigten Anspruch auf Vitaminwirkung.«[5]
Vitamin P ist für die Verminderung der Durchlässigkeit von Kapillaren verantwortlich. Zudem hat es entzündungshemmende und antiallergische Eigenschaften.

---

5   J. Masquelier, J. Michaud, K. Bronnum-Hansen, Faculté de Pharmacie, Bordeaux: »Recherche et dosage des Oligomères Flavanoliques dans les Aliments d'Origine Végétale«; zitiert in Bert Schwitters: OPC in Action. Rom 1997 (2. Aufl.), S. 56.

Wann ist ein Vitamin ein Vitamin?

Ein Vitamin ist definiert als eine nichtmineralische Substanz, die in kleinsten Mengen für den Organismus lebenswichtig ist, die er jedoch nicht selbst herstellen kann, so dass man sie mit der Nahrung aufnehmen muss. Das Fehlen oder die zu geringe Zufuhr eines Vitamins führt nach einer bestimmten Zeit zu bekannten Mangelerscheinungen: Auf Vitamin-C-Mangel folgt Skorbut, auf Vitamin-D-Mangel Rachitis; der Mangel an bestimmten B-Vitaminen zieht Beriberi nach sich usw. Häufig lassen sich Allergien, Infektanfälligkeit, Verdauungsschwierigkeiten, Konzentrationsschwäche und vieles mehr auf Vitaminmangel zurückführen.

Insofern war die Entdeckung des Vitamin C eine große Errungenschaft, für die Szent-Györgyi verdientermaßen den Nobelpreis erhielt. Wie bereits dargestellt, zeigte sich in Untersuchungen jedoch, dass die reine, synthetisch hergestellte Ascorbinsäure weniger wirksam Skorbut bekämpfte, als wenn sie in Form von Früchten, also im Zusammenspiel mit anderen Stoffen, eingenommen wurde. Die aus Zitronenschalen extrahierte Mischung aus Substanzen, »Citrin«, bewirkt einen besseren Gefäßschutz als reines Vitamin C. Daher nannte der Wissenschaftler Citrin wegen seiner Wirkung auf die Gefäßdurchlässigkeit (englisch: »permeability«, »Permeabilität«): »Vitamin P«.

Ein Stoff erhält aber erst dann Vitaminstatus, wenn bewiesen werden kann, dass sein Fehlen zu einer Mangelerscheinung im Körper führt. Dieser Beweis gelang Szent-Györgyi nicht. Tatsächlich ist es jedoch sehr wahrscheinlich, dass OPC das gesuchte Vitamin P ist, nur hatte man diesen farblosen winzigen Stoff damals noch nicht entdeckt.

OPC ist ein Stoff, der die Blut- und Lymphgefäße schützt. Wie schafft er das?

Da OPC eine Affinität zu Proteinen hat, heftet es sich an

Kollagen und Elastin, Bestandteile der Gefäßwand. Beide sind Gerüsteiweiße des Bindegewebes. Kollagen kommt zudem in Sehnen, Knorpeln und Knochen vor. Die Aufgabe von Kollagen und Elastin besteht darin, sämtliche Gefäßwände aufzubauen und stark und geschmeidig zu erhalten. Indem OPC sich an sie bindet – wozu Vitamin C nicht in der Lage ist –, aktiviert es zugleich ihre Synthese und den Stoffwechsel und verhindert, dass sie vorzeitig zerstört werden.

OPC – Schutz für alle Blut- und Lymphgefäße

Vielen ist der Begriff »Kollagen« aus der Kosmetik bekannt, die Hautregeneration und -glätte durch bestimmte kollagenhaltige Cremes verspricht. Als zwei wesentliche Bausteine der Gefäßwand sorgen Kollagen und Elastin für deren Elastizität und Durchlässigkeit. Man kann sich Kollagen als eine Art Gleis mit regelmäßigen Querverstrebungen oder eine Leiter mit Sprossen vorstellen, die beide Seitenteile verbindet. Diese bestehen aus Proteinketten, Polypeptiden, die gegeneinander verdreht sind. Wichtig für Stabilität und Elastizität dieser Ketten ist die Anzahl der Sprossen, wenn wir bei dem Bild der Leiter bleiben wollen: Brechen sie heraus, wird das Bindegewebe schwach und durchlässig. Blut und Lymphflüssigkeit treten an der betreffenden Stelle in das umliegende Gewebe aus, Blutergüsse, Ödeme, Wassersucht sind die Folge.
Aber auch das Gegenteil ist nicht wünschenswert. Unter dem Einfluss der freien Radikale bilden sich überkreuzte Sprossen, so dass das Bindegewebe starr wird, was sich in vorzeitigen Altersfalten widerspiegelt. Dieser Prozess aber wird durch OPC reguliert, das ein starkes Antioxidans ist und somit freie Radikale wirkungsvoll bekämpft. Dies war für Professor Masquelier der Grund, OPC als das Vitamin der Gefäßwand anzusehen – als das Vitamin P.

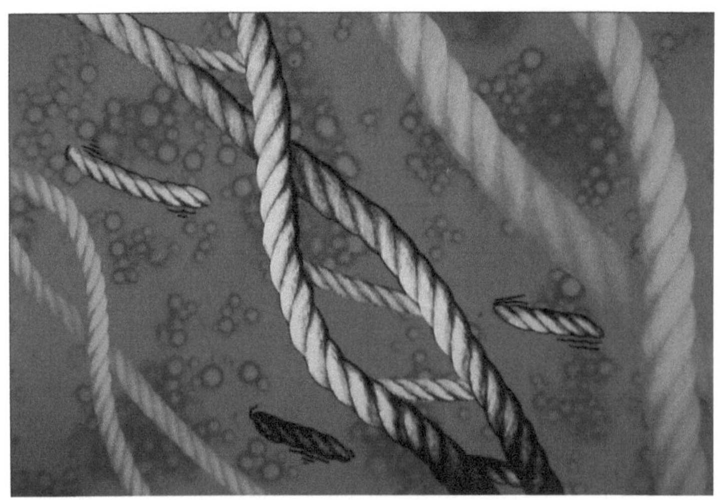

Die Leiterstruktur von Kollagen: Zu wenige »Sprossen« führen zu hoher Gefäßdurchlässigkeit, überkreuzte machen die Haut faltig.

Wenn Ihr Zahnfleisch beim Zähneputzen immer wieder blutet, Sie nach Stößen leicht blaue Flecken bekommen, wenn Sie abends furchtbar müde sind, obwohl Sie sich tagsüber gar nicht so sehr verausgabt haben, wenn Sie öfter etwas Blut auf der Augenhornhaut feststellen, bei Hitze zu Wasseransammlungen in den Beinen und Armen neigen oder auch wenn Ihre Beine abends müde und geschwollen sind, sollten Sie dies als Hinweis auf geschwächte und überempfindliche Gefäßwände nehmen und diese durch die Einnahme von OPC stärken.

Anwendung, Nebenwirkungen und Dosierung

In den vielen Jahren der wissenschaftlichen Erforschung von OPC ließen sich keinerlei Nebenwirkungen feststellen. OPC wirkt nicht giftig, sondern in vielfältiger Hinsicht heilend und wohltuend. Es ist ein Mittel, das die Gesundheit erhält beziehungsweise wiederherstellt und daher sowohl als Arzneimittel wie auch als Nahrungsergänzungsmittel in gleicher Dosierung eingesetzt wird. Studien des Pasteur-Instituts belegen, dass OPC nicht toxisch, nicht karzinogen (krebserregend) und nicht mutagen (die Erbanlagen verändernd) wirkt. Zudem waren bei einer Langzeiteinnahme über einen Zeitraum von sechs Monaten bei einer Dosis von 35 000 mg (!) pro Tag keinerlei negative Auswirkungen auf den Organismus feststellbar.
Dennoch sei hier auf Folgendes hingewiesen:

- OPC in Kapselform sollte am besten (ungefähr eine halbe Stunde) vor oder nach einer Mahlzeit eingenommen werden. Will man die volle Aufnahme von OPC-Molekülen erreichen, sollte man OPC jedenfalls nicht zusammen mit Proteinen wie Milch, Joghurt, Butter etc. zu sich nehmen. Wegen der Proteinaffinität von OPC würde es sich an die körperfremden Proteine heften und somit teilweise für die körpereigenen Proteine verloren gehen. Manche Menschen, die einen empfindlichen Magen haben, ziehen jedoch die Einnahme von OPC zusammen mit einer Mahlzeit vor.
- Da OPC das im Körper vorhandene Vitamin C aktiviert und den Blutfluss harmonisiert, kann es gelegentlich zu einer vermehrten Ausleitung von im Körper eingelagerten Giftstoffen (Schwermetallen, Herbiziden, Pestiziden o. ä.) kommen. Dies bewirkt zunächst

ein Unwohlgefühl. Der Eindruck, man sei nicht ganz gesund, verschwindet allerdings in der Regel nach einer Woche; anschließend macht sich der Vitalitätsschub umso deutlicher bemerkbar.

Welche Dosierungen sind zu empfehlen?

Nimmt man OPC als Nahrungsergänzungsmittel zur Erhaltung von Gesundheit und Wohlbefinden, so werden Dosierungen zwischen 50 und 200 mg pro Tag empfohlen, d. h. bei Kapseln oder Tabletten mit einem Inhalt von 50 mg ein bis vier Kapseln am Tag. Bei erhöhtem Stress kann man die Menge auch verdoppeln.

Laut Masqueliers US-Patent werden 2 mg pro 1 kg Körpergewicht empfohlen. Bei einer 50 kg schweren Person entspräche dies 100 mg täglich; bei einem Gewicht von 75 kg wären es entsprechend 150 mg und bei einem 100 kg schweren Menschen 200 mg OPC.

Setzt man OPC gezielt als »Therapieergänzungsmittel« bei bestimmten Beschwerden ein, so können die Dosierungen sehr viel höher sein. Die wissenschaftliche Literatur enthält Studien, denen zufolge 400 mg und mehr täglich verabreicht wurden, ohne dass Wechsel- oder Nebenwirkungen zu bemerken waren. Diese Dosierungen wurden bei der Behandlung von Krampfadern, Netzhauterkrankung (Retinopathie), PMS, Sportverletzungen und bei postoperativen Ödemen verabreicht.

Einige Fakten über OPC

OPC wird innerhalb von Minuten über die Mund- oder Magenschleimhaut ins Blut aufgenommen und zu allen Körpergeweben gebracht.

- *Bereits nach wenigen Minuten ist es im Blut nachweisbar.*
- *Es ist 100-prozentig bioverfügbar.*
- *Es ist wasserlöslich.*

- *Seine höchste Konzentration im Blut erreicht es nach ca. 45 Minuten. Es wird im Körper innerhalb von ca. 72 Stunden vollständig verbraucht.*
- *Wegen seiner geringen molekularen Größe passiert OPC ebenso wie Vitamin C die Blut-Hirn- und die Rückenmark-Schranke und entfaltet seine Wirkung auch an Stellen, die von den meisten Substanzen nicht erreicht werden.*
- *Bereits 24 Stunden nach der Einnahme von OPC hat sich die Widerstandsfähigkeit der Blutgefäße verdoppelt.*

Es ist ganz offensichtlich, dass OPC ein aus chemischer und biologischer Sicht für den menschlichen Organismus sehr wichtiger Stoff ist, den dieser nicht selbst herstellen kann und dennoch zur Aufrechterhaltung seiner vitalen Funktionen benötigt. Wir haben gesehen, dass es gute Argumente dafür gibt, OPC als Vitamin anzusehen, und dass dieser Vitalstoff vor allem einen extrem wichtigen Einfluss auf die Gefäße hat. Die Liste der Mangelerscheinungen bei OPC-Defiziten ist lang und beunruhigend.

In den folgenden Kapiteln wenden wir uns detailliert den positiven Wirkungen von OPC auf unsere Gesundheit zu. Sämtliche in diesem Buch dargestellten Behandlungsverläufe sind sorgfältig recherchiert und dokumentiert. In allen Fällen wurde von den Betroffenen das von Masquelier autorisierte OPC eingenommen. Besonders Teil IV ist reich an interessanten Fallbeispielen aus der ganzen Welt, doch möchten wir Ihnen an dieser Stelle schon einmal zwei bemerkenswerte Schilderungen präsentieren, die die erstaunliche Heilkraft von OPC eindrucksvoll dokumentieren.

Fallbeispiele:

Hüft- und Gehbeschwerden nach schwerem Unfall

Die folgende Darstellung eines englischen Arztes ist insofern besonders interessant, als hier persönliche Betroffenheit und professionelle Kenntnisse zusammentreffen:

»Seit langem suche ich nach einer Möglichkeit, Patienten erfolgreich zu behandeln, ohne sie gleichzeitig mit vielen verschiedenen Tabletten zu belasten, und ich glaube, dass ich endlich die Antwort gefunden habe: Masqueliers OPC.

Meine Frau hatte zwei sehr schlimme Unfälle, bei denen ihre Hüfte und der Rücken so stark beschädigt wurden, dass man ihr mitteilte, ohne eine große Rückenoperation würde sie innerhalb von zwei Monaten im Rollstuhl landen.

Wir behandelten sie mit Tabletten, Homöopathie, Akupunktur und der Bowen-Therapie, und nach vier Jahren arbeitete sie immer noch ganztags – und zwar eindeutig ohne Rollstuhl –, aber sie hinkte und schwang ihre Hüfte beim Laufen ziemlich schlimm.

Nach vier Monaten OPC-Einnahme war das Hüftschwingen völlig verschwunden, auch wenn sie immer noch leicht hinkt, und sie ist mittlerweile fast schmerzfrei. Wir warten nun darauf, dass auch das Hinken im Laufe der Zeit verschwindet.

Während unserer vielen Praxisjahre haben wir von vielen »Wunder«-Mitteln gehört und sie auch ausprobiert, aber diesmal glauben wir zum ersten Mal, wirklich eines gefunden zu haben.

Wir haben die lange Liste mit den unterschiedlichsten Indikationen gelesen, bei denen OPC Patienten geholfen hat, und es war uns völlig klar, dass ein starkes Gefäßsystem und ein so effektiver Fänger von freien Radikalen für die Gesundheit eines jeden einzelnen Körperteils wohltuend sein muss. Und doch wurden wir noch angenehm überrascht: Wir stellten fest, dass die durch die Kugel des Hüftgelenks verursachten Probleme enorm vermindert wurden, obwohl die Röntgenaufnahme zeigte, dass große Knochenstücke aus der Hüfte herausgebrochen waren.

Noch nie habe ich ein Heilmittel in einem Brief gelobt, obwohl wir im Laufe der Jahre viele ausgezeichnete Behandlungen kennen gelernt haben, die auch über längere Zeiträume wirkten. Aber ich muss gestehen, dass unsere Patienten, seit sie die dramatische Gehverbesserung bei meiner Frau beobachten können, teilweise keine Ruhe mehr geben, bis sie OPC bekommen.«

Parodontose mit Kieferknochenabbau

Anne L. (42) aus München schreibt:
»Um meinen 40. Geburtstag herum hatte ich eine gesundheitliche Krise, die sich vor allem in einem dramatischen Rückgang des Zahnfleischs und in Kiefernknochenschwund manifestierte. Obwohl ich mich sehr davor fürchtete, in wenigen Jahren meine Zähne zu verlieren, ließ ich sie sanieren, also alle Amalgamfüllungen durch Goldkronen ersetzen. Tests zeigten, dass ich hohe Quecksilberkonzentrationen im Körper hatte. Zudem unterzog ich mich Kieferoperationen, sogenannten »offenen Kürettagen«, und pflegte meinen Mund penibel. Dennoch konnte ich froh sein, den Status zu erhalten; oft reagierte ich auf Stress mit einer schmerzhaften Zahnfleischentzündung und sichtbarem Zahnfleischrückgang.
Nachdem ich begonnen hatte, OPC einzunehmen, fühlte ich mich allmählich wieder wohler. Das Zahnfleisch erwies sich als stabil. Dann aber ergab eine Röntgenaufnahme, die der Zahnarzt an zwei Zähnen machte, etwas kaum Glaubliches: Der Knochen, der sich schon zur Hälfte abgebaut hatte, war wieder vorhanden. Zu fünft verglichen wir alte Röntgenaufnahmen mit der neuen: Es stand unzweifelhaft fest, dass mein Kieferknochen sich an dieser Stelle wieder aufgebaut hatte. Mein Zahnarzt hielt dies für ein nicht erklärbares Phänomen; war doch zuvor schon die Rede davon gewesen, dass ich irgendwann einmal möglicherweise Knochen aus meiner Hüfte in den Kiefer implantieren lassen müsste.«

Weitere interessante Fallbeispiele finden Sie in meinem E-Book Anne Simons: *Das OPC-Wunderbuch* (Coburg 2013).

Teil III
OPC für ein langes Leben in Gesundheit

OPC – das derzeit mächtigste Antioxidans

Noch vor wenigen Jahren konnte man kaum damit rechnen, dass ein Laie mit dem Begriff »Antioxidans« etwas anzufangen wusste. Das hat sich geändert. Mittlerweile hat sich in unserer Gesellschaft ein Bewusstseinswandel im Hinblick auf gesundheitliche Belange vollzogen. Er ist eine direkte Reaktion auf eine allgemein anstrengendere Lebensweise, die uns körperlich und psychisch zunehmend belastet. Immunkrankheiten nehmen zu. Ein Hauptgrund hierfür liegt darin, dass der Körper die positiven und negativen Seiten von Oxidationsprozessen nicht mehr in einem gesunden Gleichgewicht halten kann.

Sauerstoff – Dr. Jekyll und Mr. Hyde

Oxidation nennt man den Prozess der Verbindung von Sauerstoff mit einem anderen chemischen Element. Wir kennen viele natürliche Oxidationsprozesse: Wenn Eisen rostet oder Butter ranzig wird, ist dies die Folge von Sauerstoffreaktionen. Und auch das sichtbare, biologische Altern unserer Körper verdanken wir dem Sauerstoff.

Dabei erfüllt dieser nicht nur zerstörerische, sondern auch lebensstiftende Funktionen. Masquelier nennt Sauerstoff eine »Person mit einem Janusgesicht, jemand mit einer guten und einer sehr gefährlichen Seite«.

Sauerstoff bedeutet Leben: Wir brauchen Sauerstoff zum Atmen. Sauerstoff ist auch für einen funktionierenden Stoffwechsel notwendig. Hier übernimmt er die Aufgabe, die Nährstoffe aufzuspalten, aus denen der Körper anschließend seine Energie, sein Potential für Wachstum und Regeneration bezieht. Sauerstoffmoleküle haben noch andere wohltuende Wirkungen: So spielen sie eine wichtige Rolle im körpereigenen Immunsystem und wehren bestimmte Bakterien und andere Eindringlinge ab. In diesem Fall bedient sich unser Immunsystem der Giftigkeit von Sauerstoff. Soweit die Dr.-Jekyll-Prägung.

Doch Sauerstoff ist mittlerweile eher berühmt für sein Auftreten in Gestalt des gefährlichen, unberechenbaren Mr. Hyde: Die Sauerstoffradikale sind nicht stabil; sie haben entweder ein Elektron zu viel oder eines zu wenig und suchen auf »radikale« Weise durch die Verbindung mit anderen Stoffen einen Ausgleich herzustellen. Diese durch ihre Instabilität hochreaktiven Sauerstoffradikale sind zu trauriger Berühmtheit gelangt, und die Antioxidanzien sind praktisch das zugehörige Gegenstück. Tatsächlich gelten die radikalen Sauerstoffmoleküle – auch »freie Radikale« genannt – mittlerweile als die gefährlichsten Angreifer unseres Immunsystems und werden für eine Vielzahl chronischer Krankheiten wie Krebs, Herz-Kreislauf-Erkrankungen, Allergien, Grauer Star und zahllose weitere verantwortlich gemacht. Sie legen die natürlichen Verteidigungssysteme des Körpers lahm. Das gelingt ihnen jedoch erst nach einer gewissen Zeit. In unserer Jugend reichen die körpereigenen Schutzsysteme in der Regel noch aus, doch ab einem gewissen Alter brechen sie zusammen.

Die meisten chronischen Verschleiß- oder Erschöpfungskrankheiten machen sich ab 40 Jahren bemerkbar, dann nämlich, wenn die freien Radikale im Körper auf keinen Widerstand mehr stoßen und hemmungslos ihren zerstörerischen Angriff vor allem auf Blutgefäße und Gewebe ausführen.

se sind allerdings einer Überzahl an Radikalen gegenüber machtlos. Dann braucht der Körper Hilfe von außen: die sogenannten Antioxidanzien, Mittel, die den Oxidationsprozessen entgegenwirken. Zu ihnen gehören vor allem Enzyme, die Vitamine C, E und Beta-Carotin, Selen – und allen voran: OPC!

Verstärker der freien Radikale

Warum aber spielen die freien Radikale plötzlich eine so wichtige und gefährliche Rolle für unseren Organismus? Was hat sich in unserem Leben verändert? Die traurige Antwort lautet, dass wir Menschen zu einem großen Teil selbst für die Übermacht dieses gefährlichen Potentials verantwortlich sind. Stress und Umweltgifte lösen in unserem Körper, zusätzlich zu den natürlichen, künstlich herbeigeführte oxidative Reaktionen aus.

Allein durch Atemluft und Trinkwasser setzen wir uns 60 000 (!) verschiedenen chemischen Giften aus, angefangen vom Zigarettenrauch über Autoabgase, Ausdünstungen von Reinigungsmitteln bis hin zu den vielen chemischen Nahrungszusätzen wie Konservierungsmitteln, Geschmacksverstärkern, Farbzusätzen, synthetischen Süßstoffen und was sonst noch in Fertiggerichten, Soßen- und Suppenkonzentraten, aber auch in vielen anderen »Lebensmitteln« enthalten ist.

Insektizide (Lindan, DDT), Pestizide, Fungizide, Düngemittel (Nitrate, Nitrite) und viele chemische Stoffe (Lösungsmittel und halogenierte Kohlenwasserstoffe wie Dioxin, PCP, PCB), Schwermetalle (z. B. Quecksilber in Amalgamfüllungen) setzen unserem Immunsystem dauerhaft zu und stärken die Position von Mr. Hyde.

Starke Sonnenbestrahlung, Radioaktivität, also Erdstrahlen, aber auch die vielen nieder- und hochfrequenten Strahlen der diversen hochmodernen Geräte setzen den

Körper unter einen kaum noch zu verkraftenden Strahlenbeschuss, der heftigste Oxidationsprozesse auslöst.

Freie Radikale stehen in engem Zusammenhang mit Stress: Sie lösen ihn aus und sind gleichermaßen dessen Folge. Wer unter Stress steht, befindet sich in körperlich schlechter Verfassung. Der geschwächte Organismus kann sich gegenüber dem Einfall freier Radikale nicht schützen. Umgekehrt verursachen diese oxidativen Stress im Organismus, z. B. bei Aids, und somit ist ein gefährlicher Kreislauf in Gang gesetzt.

– Freie Radikale beschädigen, verletzen, verändern:
  - Zellmembrane
  - DNS und Gene
  - Fette und Eiweiß
  - Zellen

– Freie Radikale beschleunigen
  - den Gewebeverfall und somit
  - Alterungsprozesse

– Freie Radikale sind verantwortlich für beschleunigten Verlauf bestimmter degenerativer Krankheiten wie:
  - Atemwegserkrankungen
  - Arteriosklerose
  - Krebs
  - Blutgefäßerkrankungen
  - Diabetes
  - Mukoviszidose
  - Down-Syndrom
  - Hepatitis
  - Entzündungen
  - organische Gehirnerkrankungen
  - Nierenversagen

* rheumatische Arthritis
* Alzheimer
* Parkinson

Antioxidanzien schützen uns vor freien Radikalen

Nach dieser beunruhigenden Aufzählung kommen wir zu dem positiven Teil des Kapitels: Wir sind den freien Radikalen nicht hilf- und hoffnungslos ausgeliefert. Die Natur stellt uns zum Glück eine Reihe an Schutzmitteln zur Verfügung, unter denen die Antioxidanzien in unserer Ernährung eine wesentliche Rolle spielen. Sie sind sozusagen die natürlichen Gegenspieler der Sauerstoffradikale, indem sie den Körper vor Sauerstoffschäden schützen und bereits eingetretene Schäden reparieren.

Zu den wichtigsten Antioxidanzien zählen Vitamin E (Tocopherol), Vitamin C (Ascorbinsäure), Selen, Beta-Carotin und OPC. Diese Stoffe beziehen wir vor allem aus unserer Ernährung, weshalb eine gesunde Kost aus möglichst unbehandelten, kontrolliert biologischem Anbau entstammenden Körnern und Früchten so wichtig ist. Die Hauptlieferanten von Antioxidanzien sind Getreide, Bohnen, Fleisch, Meeresfrüchte, Nüsse, Sprossen und Milchprodukte. Durch die zunehmende Umweltvergiftung hat unser Körper mit immer mehr freien Radikalen zu kämpfen, weswegen wir auch einen höheren Bedarf an Antioxidanzien haben.

Gemeinsam ist allen Antioxidanzien, dass sie die einfallenden Sauerstoffradikale abwehren; darüber hinaus sind sie auf weitere Schutzfunktionen spezialisiert. So stärkt Vitamin C das Immunsystem, Vitamin E das Herz, Polyphenole (z. B. in grünem Tee) beugen Krebs vor und Beta-Carotin schützt die Haut.

Unter all diesen wirkungsvollen Stoffen ragt einer wegen

seiner besonderen Effektivität weit hervor: OPC. Es vereint eine Reihe von besonderen Vorteilen, die es von den anderen Substanzen deutlich abhebt.

Die besondere Stellung von OPC unter den Antioxidanzien

- OPC wird zügig vom Körper aufgenommen und überall verteilt. Es bekämpft dort freie Radikale besonders schnell und schränkt deren Zerstörungspotential ein. Altersbedingten Verfallserscheinungen beugt es so wirkungsvoll vor.
- OPC bekämpft freie Radikale an vielen verschiedenen Einsatzorten im Körper.
- OPC neutralisiert viele verschiedene Arten von freien Radikalen: Es ist sowohl in Fett- als auch in Wasserphasen ein wirkungsvolles Antioxidans. Hierin unterscheidet es sich von allen anderen Antioxidanzien, die entweder in einer fetten oder einer wässrigen Umgebung tätig werden.
- 18- bis 20-mal stärker als Vitamin C neutralisiert OPC freie Radikale im Körper und verstärkt gleichzeitig die Vitamin-C-Wirkung.
- OPC ist auch – bis zu 50-mal – wirkungsvoller als Vitamin E, da es mehr (verschiedene) freie Radikale bekämpft.
- Diese Vielseitigkeit macht OPC zu dem stärksten »Radikalefänger«, der es mit allen Herausforderern aufnimmt.

Zugleich ist OPC auf einen Bereich besonders spezialisiert: Es schützt äußerst wirkungsvoll das Bindegewebe (vor allem Kollagen) vor dem Angriff der freien Radikale. Deren dauerhafte Angriffe auf die Zellmembranen von Organen und Immunzellen führen zu Zellwandveränderungen. OPC verhindert die Zerstörung der Gefäßmembranen in Magen, Darm, Gehirn, Atemwegen, Gelenken und an der Wirbelsäule und vermag so Degenerationserkrankungen in diesen Bereichen aufzuhalten oder sogar rückgängig zu machen.

Das allgemein zunehmende Bewusstsein von der Bedeutung der Sauerstoffradikale und ihrer Bekämpfer, der Antioxidanzien, hat dazu geführt, dass immer mehr Substanzen auf den Markt gebracht werden, denen man antioxidative Bedeutung zuschreibt. Allerdings bleibt festzuhalten, dass sie meistens nicht getestet sind und ihre Wirkung nicht erwiesen ist. Anders bei den Vitaminen C und E, Selen, dem Provitamin Beta-Carotin – oder auch bei OPC.

Als pflanzliches Antioxidans ist OPC bisher unübertroffen, zumal es nicht nur in den Reagenzgläsern der Labore – *in vitro* – getestet wurde, sondern auch in umfänglichem Maß an Lebewesen, eben *in vivo*.

1985 bewies Masquelier, dass reines OPC, gewonnen aus Traubenkernen und Pinienrinde, im Vergleich zu anderen bekanntermaßen antioxidativ wirkenden Substanzen wie verschiedenen Bioflavonoiden und Vitamin C mit Abstand die stärkste Wirkung erzielt. Im Vergleich zu den letztgenannten erbrachte OPC eine 18,4-fach stärkere Leistung. Wenn man bedenkt, dass Vitamin C immerhin wegen seiner antioxidativen Wirkung allgemein anerkannt ist, sollte ein Stoff, der fast 20-mal stärker wirkt, doch euphorisch stimmen!

Übrigens wurden fast zeitgleich und unabhängig von Mas-

quelier japanische Forschungsergebnisse veröffentlicht, die
zu dem gleichen Schluss kamen: Ihnen zufolge erwies sich
die antioxidative Wirkung von OPC als 50-mal so stark wie
die von Vitamin E![6]
Die aufregende Entdeckung des stärksten natürlichen Be-
kämpfers freier Radikale führte zu der Anmeldung von
OPC als US-Patent.

*OPC – in den USA als stärkstes natürliches Antioxidans
patentiert*

1987 wurde OPC als Antioxidans patentiert, als ein Mittel
also, das die gefährlichen freien Radikale entschärft. Auch
wenn es erstaunlich lange dauerte, bis OPC öffentlich als
das wichtigste Antioxidans bekannt wurde, war dieser Wir-
kungsbereich eigentlich naheliegend gewesen: Die Schutzstoffe, die Masquelier in dem roten, die Erdnuss umgebenden Häutchen entdeckt hatte, schützten dort ganz
offensichtlich die in der Nuss enthaltenen öligen Substanzen vor dem Ranzigwerden. Ähnliches gilt auch für die
Rinde der Pinie, die vor der Oxidation schützt, oder die
dünne Schicht um den Traubenkern, dessen Inneres ölhal-
tig ist. Da OPC also vermehrt dort vorkommt, wo leicht
oxidierbare Substanzen geschützt werden müssen, liegt die
Annahme seiner Antioxidationswirkung auf der Hand.
In der Zusammenfassung, die das Patent beschreibt, heißt
es unter anderem, dass »die Erfindung eine Methode zur
Verhinderung und Bekämpfung schädlicher biologischer
Wirkungen von freien Radikalen im Organismus warm-
blütiger Tiere und insbesondere der Menschen verfügbar
macht, nämlich den Abbau von Gehirnzellen, verminderte
Sauerstoffversorgung von Körpergeweben als Folge von
Arteriosklerose, Herz- oder Hirninfarkt, Tumorwachstum,

---

6 Vgl. Uchida, Edamatsu et. al.: »Condensed tannins scavenge active
oxygen free radicals« in: Med. Sci. Res. (15) 1987, pp.831f.

Entzündung, Mangeldurchblutung, Veränderungen der Gelenkflüssigkeit, Kollagenabbau und andere.«[7]

Warum OPC ein so breites Wirkspektrum hat

Normalerweise ist eine so breite Anwendung eines einzigen Stoffes eher ein Hinweis darauf, dass dieser nicht besonders wirkungsvoll ist. Im Fall von OPC gibt es allerdings eine sehr plausible Erklärung dafür, dass es bei den unterschiedlichsten Erkrankungen heilsam wirkt. Diese Erkrankungen haben nämlich alle die gleiche Ursache: einen übermäßigen Angriff freier Radikale auf den Körper. Da diese überall aktiv sind, greifen sie alle Zellen an, insbesondere die Fettanteile der Zellmembranen. Zu viele Sauerstoffangriffe auf unsere Körperzellen lassen uns allmählich »ranzig« werden: Unser Immunsystem kann die Angriffe nicht mehr abwehren, und wir entwickeln Krankheiten an den unterschiedlichsten Stellen und in den unterschiedlichsten Formen.

Eindrucksvoll stellt Masquelier diesen Vorgang so dar: »Man könnte sagen, dass für unsere Zellen Altern das gleiche bedeutet wie Ranzigwerden. So muss jede Zelle unter der hyperoxidativen Wirkung freier Radikale leiden. Und deshalb muss, wenn durch Zellauflösung in dem einen oder anderen Organ Krankheiten entstehen – oder noch in einem anderen oder noch woanders: in den Zähnen, im Auge, im Gehirn, in den Fingern, den Füßen, Arterien usw. –, es irgendeinen gemeinsamen Faktor geben, den OPC bekämpft. OPC bekämpft nicht 10 000 verschiedene freie Radikale. Es bekämpft Sauerstoffradikale, die in allen möglichen und vorstellbaren lebenden Zellen wirken. Werden diese Zellen zerstört, sei es in der Niere, im Auge oder im Herz, so ist dies das Ergebnis der Wirkung freier Radikale.«

---

7 Zitiert nach Schwitters, a.a.O., S. 131; eigene Übersetzung.

OPC: ein Antialterungsvitamin

Was ist das Ausmaß dieser Entdeckung eines ungeheuer starken Antioxidans? Wieso das ganze Theater um einen wirksamen Bekämpfer freier Radikale? Ist dies alles nicht eine zu spezielle Diskussion, die für Biochemiker interessant sein mag, die aber der Normalbürger so detailliert nicht verfolgen will? Mag schon sein. Aber betreffen tut sie uns alle, ob wir wollen oder nicht. Freie Radikale sind nun einmal verantwortlich dafür, ob wir schneller oder langsamer altern, früher oder später, stärker oder weniger schlimm erkranken. Mit einem starken Antioxidans nehmen wir in diesem Wettkampf deutlich und aktiv Einfluss zu unseren Gunsten.

Wir können unser Älterwerden zwar nicht aufhalten, denn dieser biologische Prozess ist in unseren Genen programmiert. Aber wir können ihn verzögern und die schädlichen Begleiterscheinungen verhindern, die durch freie Radikale ausgelöst werden. Insofern ist OPC durchaus ein ernst zu nehmendes Antialterungsvitamin.

Kann OPC unser Leben verlängern?

Die wissenschaftliche Erforschung von OPC hat zwar in vielen Bereichen Ergebnisse geliefert, die durch eine Vielzahl an Studien abgesichert sind, nicht jedoch zum Thema »Lebenserwartung«. Ob also OPC das menschliche Leben zu verlängern vermag, ist noch offen. Möglicherweise erhielte man in einigen Jahrzehnten eine eindeutige, positive Antwort, wenn man nun mit den entsprechenden Untersuchungsreihen beginnen würde. Leider lässt sich bisher hierzu nichts Definitives sagen. Allerdings gibt es genügend Experimente mit Tieren, bei denen erstaunliche Ergebnisse zutage gekommen sind.

Die Lebensdauer von einigen Säugetieren ist relativ kurz, so dass es in diesem Bereich schon Erfahrungen gibt. Beispielsweise haben Mäuse eine ein- bis zweijährige Lebensspanne. Untersuchungen belegen, dass OPC diese Lebenserwartung um 30 bis 40 Prozent erhöht.[8]

Solche Experimente zeigen, dass wir Leben verlängern können, wenn wir eine übermäßige Zelloxidation bekämpfen. Und die Vermutung ist nicht von der Hand zu weisen, dass die Resultate dieser Tierexperimente in gewisser Weise auch auf den Menschen übertragbar sind. Natürlich wäre es unrealistisch, unsere Lebensdauer verdoppeln oder verdreifachen zu wollen; aber die menschliche DNS lässt die Möglichkeit eines 120-jährigen Lebens zu, das lediglich durch die ungehinderte beziehungsweise nicht ausreichend behinderte Wirkung freier Radikale verkürzt wird. Lassen wir einmal Unfälle, Aids u. Ä. beiseite, ebenso Laster wie Nikotin- und exzessiven Alkoholgenuss, so bleiben als Hauptangreifer auf unsere Gesundheit die freien Radikale – und die können wir mit Antioxidanzien wirksam bekämpfen!

---

8 Vgl. Schwitters, a.a.O., S. 138f.

Teil IV
Der gezielte Einsatz von OPC

Auch wenn OPC nachweislich nicht nur ein sehr wirkungsvolles Präventivmittel gegen eine große Anzahl von degenerativen Erkrankungen, sondern auch ein Heilmittel bei bereits eingetretenen Beschwerden darstellt, darf man sich bei einer Reihe von Krankheiten keineswegs damit allein medikamentieren und auf den Arztbesuch verzichten! Davor sei dringend gewarnt, ganz besonders bei allen Formen von Gefäß-, Herz- und Kreislauferkrankungen, bei Ödemen und diabetischer Retinopathie sowie den anderen Beschwerden, die im Folgenden dargestellt werden. Krankheiten gehören in ärztliche Behandlung, und jegliche Selbstbehandlung eines Laien sollte durch eine Person vom Fach überwacht werden.

Schutz vor Herz- und Gefäßerkrankungen

Während Infektionen im letzten Jahrhundert die Haupttodesursache darstellten, haben Herz- und Kreislaufversagen mittlerweile den traurigen ersten Platz in dieser Statistik eingenommen. In den Industrieländern stirbt jeder Zweite an plötzlichem Herz- beziehungsweise Kreislauftod – Frauen ebenso wie Männer.

Hinweis zur Ersteinnahme von OPC

Die Einnahme von OPC kann – wie bei anderen Naturheilmitteln auch – anfangs zu einer Verstärkung der Symptome führen. Das ist ganz normal. Bei manchen Menschen tauchen vorübergehend Symptome auf, die an vergangene Gesundheitsprobleme erinnern oder einer leichten Grippe ähneln, wie Gliederschmerzen, Kopfdruck, Müdigkeit und allgemeines Unwohlsein. Dieser Zustand hält in der Regel nur wenige Tage an, und man kann danach mit einer deutlich gesteigerten Vitalität rechnen. Die genannten Symptome sind positiv zu werten, weil sie zeigen, dass ein Heilungsprozess in Gang gekommen ist. Sollten sie zu stark sein, so vermindern Sie die Dosierung und steigern diese später allmählich bis zur Normaldosis. Sie sollten OPC in dieser Situation nicht absetzen, außer wenn Ihr Arzt Ihnen dies mit entsprechender Begründung empfiehlt.

Faktoren für Herz-Kreislauf-Erkrankungen

Die Risikofaktoren für eine solche Erkrankung sind bekannt:

- Stress
- Rauchen
- Übergewicht
- Diabetes mellitus (Zuckerkrankheit)
- mangelnde Bewegung
- zu hohe Cholesterinwerte
- Hypertonie (Bluthochdruck)
- chronische Infektionen
- ungesunde Ernährung
- Veranlagung

Mit OPC gegen Arteriosklerose

Gefürchtet ist die Arteriosklerose, eine Gefäßerkrankung, die durch allmähliche Fett- und Kalkablagerungen an den Innenwänden der Blutgefäße entsteht. Bei Männern setzen sich vor allem zwischen dem 30. und 55. Lebensjahr, bei Frauen ab der Menopause Fett und Kalk an den Wänden der zu Herz und Gehirn führenden Arterien ab und bereiten Herzinfarkt oder Schlaganfall vor. Manchmal befinden sich Fettablagerungen in den Blutgefäßen schon bei Kindern, wenn diese sich fettreich und überwiegend von Fastfood-Produkten ernähren.

Die gesunde Arterienwand ist kräftig, elastisch und gibt dem sich verändernden Innendruck nach. Je nachdem, wie stark man sich beispielsweise bewegt, verändert sich der Blutdruck. Normalerweise passen die Arterien sich durch Verengung oder Ausdehnung an. Bei der Arteriosklerose aber verlieren sie aufgrund der Ablagerungen ihre Elastizität, sie werden starr und röhrenartig und verengen sich zunehmend.

Betrachten wir die aufgezählten Risikofaktoren für Herz-Kreislauf-Erkrankungen einmal genauer:

Die meisten westlichen Menschen klagen – mehr oder weniger erschrocken – über ihre zu hohen Cholesterinwerte; Ärzte geben mit warnendem Unterton die im Labor untersuchten Blutfettwerte bekannt. Das Schreckgespenst Cholesterin ist in aller Munde. Was genau verbirgt sich hinter diesem angsteinflößenden Begriff? Wodurch kann Blut fettig werden, und in welchem Zusammenhang steht Cholesterin mit einem Herzinfarkt?

Cholesterin ist ein wasserunlösliches Fett, das in der Leber in einer Menge von täglich 1000 Milligramm hergestellt wird. Für die Körperzellen ist es lebenswichtig. Wenn es dort seine Aufgabe erfüllt hat, muss es entsorgt werden. Da es sich um ein wasserunlösliches Fett handelt, ist es im Blutplasma nicht löslich. Dort kümmern sich Träger um seinen Verbleib. Diese Träger sind die Lipoproteine. Die LDLs (Low-Densitiy-, d. h. gering verdichtete, Lipoproteine) sorgen dafür, dass das Blutcholesterin aus dem Blutplasma in die Gefäßwand wandert, und überlassen es dort den Zellen, aus denen die Arterienwand aufgebaut ist. Nun nähert sich ein weiterer Träger, der das Cholesterin aus dieser Zelle abholt und zur Leber bringt, ein HDL. Für die Beseitigung von verbrauchtem Cholesterin aus dem Körper sind also zwei verschiedene Träger erforderlich, die nacheinander in Erscheinung treten: Zuerst transportiert das LDL das Cholesterin in die Körperzellen und lagert es anschließend in der Arterienwand ab. Dann holt der andere Träger, das HDL, es dort heraus, um es in die Leber zu transportieren: Die Gefäßwand übernimmt in gewisser Weise die Rolle des vorübergehenden Aufnahmedepots. Wenn die Cholesterinentsorgung so funktioniert, sind die LDL- und HDL-Werte ziemlich ausgeglichen — ein gutes Zeichen.

Wenn zu viele freie Radikale zirkulieren, oxidiert das im Blutstrom befindliche LDL-Cholesterin. Unter diesen Bedingungen kann das LDL sein Cholesterin nicht mehr in den Gefäßzellen ablagern, die als vorübergehendes Lager dienen sollten. Nun weiß das LDL-Cholesterin sich nicht mehr zu helfen. Es wird von den Lymphozyten, den weißen Blutkörperchen, aufgenommen. Das HDL-Cholesterin, das leer ankommt, findet in den Zellen nichts vor und verschwindet wieder leer. Die Ausscheidung des verbrauchten LDL-Cholesterins findet nicht statt.

Je mehr oxidiertes LDL-Cholesterin herumtreibt, desto mehr weiße Blutkörperchen findet man schließlich, die mit Cholesterin vollgepumpt sind, sogenannte Schaumzellen. Diese lagern sich in der Gefäßwand ab und bilden dort ein Atherom.

Der Innenraum der Arterie wird verkleinert, so dass das normalerweise frei fließende Blut ins Stocken gerät. Gewebe kann nicht mehr durchblutet werden, z. B. die Herzkranzgefäße. Die Folge ist dann ein Infarkt. Gleiches gilt auch für die Kapillaren im Gehirn, wo ein Hirninfarkt, auch »Schlaganfall« genannt, droht.

Hier nun setzt die Wirkkraft von OPC ein. Da es die Oxidation von Fett verhindert, mindert es die Gefahr. Man kann sich also mit seiner Hilfe vor einem Infarkt schützen. Bei dem Thema Cholesterin wird die doppelt wohltuende Wirkung von OPC deutlich. Seine antiradikale Kraft verhindert die Einlagerung von LDL in weißen Blutkörperchen, und seine kollagenaufbauenden Eigenschaften halten die Arterien intakt.

Der oben beschriebene Prozess der Atheromentwicklung wird als Atherosklerose bezeichnet, die von der Arteriosklerose zu unterscheiden ist. Bei dieser Krankheit lagern sich Fett und Kalzium zunehmend an den Gefäßwänden ab, so dass die Arterien sich stetig verengen, weswegen man volkstümlich von »Verkalkung« spricht. Eine solche Entwicklung führt schließlich zum Infarkt. Durch die Ablagerungen wird das Gefäß starr und reagiert nicht mehr auf den schwankenden Blutdruck. Bluthochdruck ist die Folge. Es entsteht schließlich ein Verschluss, und das Blut fließt nicht mehr weiter. Dahinter liegendes Gewebe wird nicht mehr durchblutet und erleidet großen Schaden.

Findet dieser Prozess in einer Arterie statt, die das Herz versorgt, kommt es zum Herzinfarkt. In einer das Gehirn versorgenden Arterie führt diese endgültige Blockierung zu einem Schlaganfall. Aber auch an anderen Stellen im Körper kann dieser Prozess zu Lähmung von bestimmten Körperteilen führen, wenn diese nicht mehr über den Blutkreislauf versorgt werden. (Vgl. Anne Simons, Cholesterin senken mit OPC, München 2021).

OPC *kann den Infarkt verhindern*

OPC hilft auch im Fall der Arteriosklerose: Ein zeitweilig nicht durchblutetes Gewebe erleidet durch den Sauerstoffmangel (»Anoxie«) einen großen Schaden. Wenn in einer Phase der Entspannung anschließend dieses Gewebe wieder durchblutet wird, kommt es zu einer Explosion von freien Radikalen. Und diese geben dem durch die Anoxie geschädigten Muskel schließlich den Rest: Er erleidet einen Riss. OPC vermag diesen Infarkt sozusagen an Ort und Stelle zu vermeiden, indem es die sich in dieser Situation entwickelnden freien Radikale unmittelbar neutralisiert.

Dies ist übrigens die Erklärung dafür, dass Herzinfarkte sich selten in einer Phase des Stress, also der akuten Mangeldurchblutung, ereignen, sondern erst in der darauf folgenden Phase der Entspannung, wenn also Sauerstoff in den zuvor nicht durchbluteten Muskel gelangt. Die meisten Infarkte verzeichnet man am Abend, in der Nacht, am Wochenende oder im Urlaub.

Manchmal erhält man Warnsignale des Körpers, dass Gefahr im Verzug ist: etwa wenn man nach anstrengender Bewegung plötzlich unangemessen erschöpft ist und Herzschmerzen oder schmerzende Stiche in der Brust empfindet. Nach solcher Angina pectoris muss man sofort einen Arzt aufsuchen. Aber diese Situation sollte man gar nicht erst aufkommen lassen. Vorbeugen ist klüger – und weniger lebensgefährlich, zumal es auch sogenannte stille Infarkte gibt, also unbemerkte Herzinfarkte, von denen man nichts weiß.

Gefährdet sind Raucher, Menschen mit hohem Blutdruck, hohem Cholesterinwert oder Übergewicht sowie alle, die durch ihre Erbanlagen ein gewisses Risiko der Herzerkrankung mitbringen.

Übrigens wiegen sich Frauen häufig in der falschen Sicherheit, nicht infarktgefährdet zu sein. Leider ist dies nicht der Fall. Zunehmend gehören Frauen zur Risikogruppe, besonders ab dem 50. Lebensjahr. Das liegt daran, dass die Risikofaktoren Rauchen, Übergewicht, hoher Blutdruck, Stress, Bewegungsmangel, fettreiche Ernährung durch veränderte gesellschaftliche Bedingungen immer mehr auch die Frauen betreffen, was sich vermutlich in Zukunft noch verstärken wird.

Die Empfehlungen für eine gesunde Lebensweise, die den Gefahren der Herzerkrankungen vorbeugt, sind allgemein bekannt: regelmäßige körperliche Bewegung, fettarme Kost mit viel frischem Obst und Gemüse – und in Maßen auch Rotwein.

OPC und Vitamin C: Keine Macht dem Cholesterin

Untersuchungen haben ergeben, dass die Einnahme von OPC den Körper in doppelter Hinsicht vor den schädlichen Cholesterinwirkungen schützt:

1. Unter dem Einfluss von OPC wird die Oxidation von Cholesterin verhindert. Atherosklerose kann somit bereits zu Beginn der Entstehung vermieden werden.
2. Wenn OPC zusammen mit Vitamin C eingenommen wird, vermindert sich der Gehalt an oxidiertem Cholesterin deutlich. Überflüssiges Cholesterin wird dann in der Leber in Gallensalze verwandelt, die der Körper ausscheiden kann.

Besonders der zweite Punkt zeigt, dass zur Senkung von LDL, dem »schlechten« Cholesterin im Blutspiegel, keineswegs kostspielige Medikamente erforderlich sind, sondern dass man mit Hilfe der natürlichen Substanzen OPC und Vitamin C sein Problem in den Griff bekommt.
Gleiches gilt für die feinen Risse in den Blutgefäßen, die im Laufe der Zeit, neben den Kalk- und Fettablagerungen,

ebenfalls zu einem Problem werden. Stellen Sie sich einmal vor, dass die Blutgefäße in unserem Körper eine Gesamtlänge von 100 Kilometern ergeben. Mit zunehmendem Alter werden diese Bahnen schadhaft, sie weisen kleine Risse auf, verlieren ihre Dichtheit und Elastizität. Können Sie sich vorstellen, wie mühselig die Reparaturarbeiten an einem so unendlichen Netz sein müssen? Und dennoch ist die Lösung dieser unlösbar scheinenden Aufgabe ganz einfach: Wenn wir den Körper mit den wesentlichen zwei Nährstoffen OPC und Vitamin C versorgen, werden die feinen Risse in den Gefäßen repariert, und alle unsere Systeme funktionieren wieder optimal. Und zwar bei jedem, egal, ob wir 25 oder 70 Jahre alt sind.

Zudem ersparen wir uns lästige und unangenehme Eingriffe wie Verödungen. Es gibt ja ständig neue Methoden, wie etwa die Lasertechnik, die oft in der Entwicklung wie in der Anwendung kostspielig sind. Eigentlich unnötig: Wir sollten uns auf das Vorbeugen konzentrieren und den Körper sich selbst heilen lassen. Wenig hilfreich ist es, an Symptomen herumzukurieren. Die Ursache der meisten Krankheiten ist ein Mangel an Stoffen, die unser Körper nicht produzieren kann, wie vor allem Vitamin C und OPC. Wenn wir ihm diese zuführen, geben wir unserem Körper die Möglichkeit, etwas zu tun, wozu er unter diesen Bedingungen durchaus in der Lage ist: sich selbst zu heilen. Nicht zufällig stammt gerade von Molekularbiologen der Spruch: »Your body, the perfect healer.«

Fallbeispiel:
Cholesterinwerte, Hämorrhoiden, Migräne, Halsentzündungen, Vitalität

Eine Amerikanerin aus Ohio beschreibt die eindrucksvollen Wirkungen von OPC:

»Ich bin 43 Jahre alt und arbeite zurzeit als System Operator in einem Versicherungsunternehmen. Nachdem ich Masqueliers OPC einige Monate lang eingenommen hatte, verbesserte sich mein Gesundheitszustand stark. Insbesondere hatten sich meine Hämorrhoiden zurückentwickelt, die mich jahrelang geplagt hatten. Ich habe 1993 mit der regelmäßigen Einnahme von OPC begonnen und nehme es seither ununterbrochen. Meine tägliche Dosis beträgt dreimal 100 mg.

Ich bin nur noch selten krankgeschrieben, wodurch sich meine Arbeitsleistungen gesteigert haben, ohne dass ich mich besonders anstrengen musste. Zudem haben sich meine ehemals zu hohen Cholesterinwerte normalisiert.

Was mich betrifft, bin ich rundum von OPC begeistert. Früher litt ich oft unter schlimmer Migräne sowie Hals- und Mandelentzündungen (Tonsillitis). Heute kommt das nur noch höchst selten vor.«

Eine gesunde Ernährung schützt vor Herzinfarkt

Mit einer besonders schützenden Ernährung können wir unser Leben um einige Jahre verlängern und Krankheiten, insbesondere des Herz-Kreislauf-Systems, vermeiden. Zu beachten sind folgende Regeln:

- Zur Bekämpfung einer übermächtig gewordenen Truppe an freien Radikalen, die durch Stress und Umweltgifte in unserem Körper gestärkt werden, ist eine möglichst große Zufuhr an Antioxidanzien notwendig: Hierzu zählen (neben vielen anderen Vitalstoffen) vor allem die Vitamine A (bzw. seine Vorstufe Beta-Carotin), E und C, Mangan, Kupfer, Selen und Zink. Die enorme antioxidative Wirkung von OPC macht deutlich, dass dieser Stoff in einer Herz-Kreislauf-Schutzkost nicht fehlen darf.

- Fisch, mageres Fleisch, viele Ballaststoffe, viel frisches Obst und Gemüse wirken der Arteriosklerose entgegen.
- Milch und Milchprodukte hingegen sollten wegen ihres Gehalts an überwiegend gesättigten Fettsäuren nur eingeschränkt konsumiert werden.
- Der Anteil der ungesättigten Fettsäuren sollte im Verhältnis zu dem der gesättigten ungleich höher sein, d. h. man sollte tierische Fette möglichst durch pflanzliche Öle aus Samen und grünen Pflanzen, insbesondere Olivenöl, ersetzen.

Durchblutungsstörungen – OPC beugt vor und lindert

Krampfadern mit OPC verhindern

Bei Krampfadern handelt es sich um ein Venenproblem. Die Venen führen das verbrauchte Blut zu Herz und Lunge zurück. Sie sind weniger kräftig als die Arterien und haben einen sehr viel geringeren Blutdruck als diese. Aus den Beinen wird das Blut zum Herzen nach oben gepumpt, wobei die Bewegung der umgebenden Muskeln das Blut nach oben drückt und Venenklappen sein Zurückfließen verhindern. Fehlende Bewegung führt zu Blutstauungen. Der Druck erhöht sich, und unter der starken Belastung werden die Venenklappen allmählich schwach und funktionieren schließlich nicht mehr. Dann bleibt das mit Kohlendioxid, also Abfallstoffen, angereicherte Blut in den Krampfadern zurück und bewegt sich nicht mehr.

Die Krampfadern können sichtbar als dunkle, unschön geschwollene Adern hervortreten oder äußerlich unsichtbar sein. Das macht sie aber nicht weniger unangenehm. Denn langfristig führen sie zu Schmerzen, Schwellungen und Juckreiz, wovon besonders auch die Hämorrhoiden, die Krampfadern am Darmausgang, betroffen sind. Auch Krämpfe und hierdurch bedingte Schlaflosigkeit können die Folge von Krampfadern sein. In der Regel hilft nur die operative Entfernung, denn langfristig muss man mit Venenentzündungen, einer Thrombose oder sogar den sogenannten »offenen Beinen« rechnen: Wunden an den Unterschenkeln, die nicht mehr verheilen.

OPC hat sich in diesem Zusammenhang sehr bewährt. In ganz schlimmen Fällen vermag es die Krampfadern zwar nicht zu entkrampfen. Aber es hilft durchaus, die Entstehung neuer Krampfadern zu begrenzen und die schmerzhaften Begleiterscheinungen und Schwellungen zu verringern. Dies wurde 1980 und 1981 in verschiedenen wissenschaftlichen Studien nachgewiesen.

- In einem Test mit 78 Patienten, die an schwerwiegenden Venenproblemen in den Beinen litten, wurden ihnen täglich 150 mg OPC gegeben – durchweg mit positiven Ergebnissen.
- Venöse Funktionsstörungen bei Patienten, die (noch) keine Krampfadern aufwiesen, wurden durch OPC verringert. D. h. OPC erwies sich als ein Mittel, das Krampfadern vorbeugt.
- Eine weitere Untersuchung an 50 Patienten mit venösen Funktionsstörungen zeigte, dass diese sich nach 30-tägiger Gabe von täglich 150 mg OPC verringerten, wobei die Verbesserung durch OPC im Vergleich zu

zwei anderen gängigen Medikamenten schneller und auch über einen längeren Zeitraum festzustellen war.

- 1985 wurde an 92 Patienten mit Venenschwäche eine weitere Untersuchung vorgenommen. Nachdem sie täglich 300 mg OPC eingenommen hatten, verbesserte sich bei 75 Prozent der Zustand nach vier Wochen. »Schwere Beine«, Juckreiz und nächtliche Krämpfe waren deutlich zurückgegangen.
- Bei Personen mit Venenproblemen in den Beinen wurden durch OPC-Gaben, in 22 Fällen sehr gute, bei 32 Probanden gute, bei 21 durchschnittliche und in zwei Fällen keine Ergebnisse erzielt.[9]

Diese wissenschaftlich dokumentierten Untersuchungen lassen sich auch durch die Erfahrung einer Betroffenen bestätigen:

Fallbeispiel:
Krampfadern-OP verhindert – dank OPC

Eine Freundin von mir, die seit Jahren unter Krampfadern in den Beinen leidet, verschob aus Angst vor dem Eingriff seit längerem immer wieder die eigentlich notwendige Operation. Dabei zeichneten sich ihre Krampfadern nicht nur ausgesprochen auffällig an den ansonsten hübschen Beinen ab, sondern sie litt auch oft unter stechenden Schmerzen, besonders in der Nacht.

Nach dreimonatiger Einnahme von täglich 300 mg OPC ging es ihr tatsächlich viel besser. Die Krampfadern waren zwar immer noch sichtbar, aber nicht mehr so geschwollen, und die nächtlichen Schmerzattacken waren zurückgegangen. In dieser Situation bestand keine Notwendigkeit mehr für eine Operation.

---

9   C. Beylot, P. Bioulac: »Essai thérapeutique d'un angioprotecteur périférique, l'Endotélon« in: Gaz. Med. de France 87, No. 22 du 13.6.1980

114

Hilfe bei Hämorrhoiden

Hämorrhoiden sind Krampfadern im Afterbereich, die durch mangelnde Bewegung entstehen. V. a. durch häufiges Sitzen erweitern sich die Venen im unteren Darm und am Darmausgang, fangen an zu jucken und können schließlich platzen, was schmerzhaft und wegen der Infektionsgefahr nicht ungefährlich ist. Starke Hämorrhoiden, besonders die inneren, werden ärztlich behandelt bzw. operiert.

Die beste Vorbeugung gegen Hämorrhoiden, Krampfadern und Entzündungen geschwächter Venen ist natürlich eine gesunde Lebensweise mit viel Bewegung, vor allem Schwimmen und Radfahren, sowie eine ballast- und vitalstoffreiche Ernährung. Doch für die meisten Menschen ist eine überwiegend sitzende Haltung aus beruflichen Gründen kaum zu vermeiden. Die zweitbeste Vorbeugung besteht in ausreichender Versorgung mit OPC, das den Blutfluss regelt und Verklumpungen verhindert oder auflöst.

> **Fallbeispiel:**
> **OPC bei Hämorrhoiden**
>
> *Christian F., 40, aus Starnberg hat entsprechende Erfahrungen gemacht. Er berichtete uns, dass er jahrelang Probleme mit den Hämorrhoiden gehabt habe, gegen die er immer stärkere Salben benutzen musste, zum Schluss kortisonhaltige. Seit er OPC nimmt, kann er eine stetige Verbesserung seines Zustandes feststellen. Salben braucht er fast gar nicht mehr. Darüber hinaus hält er sich insgesamt für vitaler und aktiver.*

OPC hilft bei »schlimmen Beinen«

Nicht zufällig gilt Rotkohl in der Volksmedizin als ein Gemüse, das bei allen mit Blut zusammenhängenden Beschwerden – wie Venenentzündungen, Thrombosen und sogar offenen Beinen – heilend wirkt. Die Kohlblätter werden feingehobelt und in einem Tuch auf die betroffenen Stellen gelegt, wo sie eine halbe Stunde lang wirken, während die Beine hochgelegt sind. Was aber hat Rotkohl mit OPC zu tun? Er enthält den Farbstoff Anthocyan, der ein Folgeprodukt von OPC ist, und mit großer Wahrscheinlichkeit auch OPC-Anteile.

Wenngleich es bisher nur wenige wissenschaftliche Untersuchungen zu dem Zusammenhang zwischen OPC und Thrombose gibt, liegt der Gedanke nahe, dass die regelmäßige Einnahme einer OPC-Dosis von 200 bis 300 mg/Tag gefährdete Personen wirkungsvoll vor der Thrombose schützt. Diese entsteht bekanntermaßen, wenn sich in zu dickflüssigem Blut ein Thrombus, ein Blutpfropf, bildet, sich an einer engen Stelle des Blutgefäßes, meist einer Arterie, festsetzt und den weiteren Blutfluss blockiert. Dahinter liegendes Gewebe wird nicht mehr versorgt, was der Auslöser vielfältiger Erkrankungen ist. Besonders gefährlich wird eine Thrombose, wenn der Blutpfropf sich löst und in die Lunge, zum Herzen oder ins Gehirn wandert, wo er jeweils einen Infarkt auslösen kann.

Da die Gefäßwände durch OPC geschützt werden und der Blutfluss angeregt wird, arbeitet es den Blutplättchenverklumpungen entgegen und hilft somit wahrscheinlich indirekt, die gefährliche Thrombose zu verhindern.

Geschwollene Beine

Geschwollene und schwere Beine sind typische Kennzeichen von Gefäßschwäche. Lymphflüssigkeit tritt aus den Lymphbahnen aus und sammelt sich in den Geweben an, was zu Schwere- und Müdigkeitsgefühlen und Schwellungen führt. Besonders abends sind die Beine dick und schmerzen.

Alexander Rucker berichtet von zwei übergewichtigen Frauen, die in diesem Zusammenhang durch die Einnahme von OPC Erleichterung fanden:

Fallbeispiel:
»Schwere Beine« und Energielosigkeit

Eine Frau, die bei einer Größe von 164 cm 91 kg wog, litt unter »schweren Beinen« und Energielosigkeit. Nachdem sie anfing, ihre Nahrung mit OPC zu ergänzen, machte sie sehr positive Erfahrungen: Bereits nach drei Tagen schmerzten die Beine nicht mehr, und die Schwellung war fast vollständig verschwunden. Zudem hatte die Frau mehr Energie. Seither nimmt sie OPC regelmäßig ein und genießt den angenehmen Nebeneffekt, dass sie aufgrund der gesteigerten Energie mehr Lust verspürt, sich zu bewegen, und dadurch abgenommen hat.

Eine andere Frau, 166 cm groß und 91 kg schwer, begann im Juni 1995 aus den gleichen Gründen mit der Einnahme von OPC. Auch sie litt unter schweren Beinen und Energielosigkeit. OPC hat ihren Aussagen zufolge ihr Leben verändert: Sie habe keine schweren Beine mehr, sei ein regelrechtes Energiebündel geworden und ihren Freundinnen sei aufgefallen, dass sie viel jünger aussehe

*als zuvor, besonders im Gesicht. Auch ihre Haare seien dichter
und schöner geworden, und ihre Hände hätten weniger Falten.*

Hämorrhagien

Neben dem Eindringen von Lymphflüssigkeit in das Gewebe gehören Hämorrhagien zu dem Bereich der durch
Gefäßschwäche bedingten Beschwerden. Hämorrhagien
sind innere Blutungen infolge durchlässiger Adern. Sie äußern sich darin, dass man nach Stößen schnell starke blaue
Flecken hat oder die feinen Äderchen in den Augen platzen und die Blutungen als rote Flecken sichtbar werden.
Dass der Gefäßwiderstand durch OPC gestärkt werden
kann, ist durch eine Reihe von Studien belegt:

- 1980 wurde eine klinische Untersuchung an älteren
  Menschen mit starker Gefäßschwäche durchgeführt.
  Zu ihren Symptomen gehörten geplatzte Blutgefäße,
  Altersflecken und punktförmige Blutungen unter der
  Haut. Bei einer täglichen Dosis von 100 bis 150 mg
  standardisiertem OPC verbesserte sich innerhalb von
  zwei Wochen der Zustand der Patienten deutlich. Bei
  53 Prozent wurde das Ergebnis mit »gut«, bei weiteren
  20 Prozent mit »sehr gut« bewertet.
- An einer zweiten Untersuchungsreihe, bei der täglich
  100 mg OPC verabreicht wurde, nahmen 21 Personen
  mit Problemen des Gefäßwiderstandes (Hg) und der
  Durchlässigkeit teil. Von ihnen zeigten zehn Personen
  deutlich verbesserte Ergebnisse.
- Bei einer dritten Untersuchungsreihe an Patienten, die
  im Durchschnitt 46 Jahre alt waren, erhöhte sich bei
  einer Dosis von täglich 150 mg OPC der Gefäßwiderstand von ca. 15 cm Hg auf 18 cm Hg.[10]

10 Morton Walker: »Medical Journalist Report of Innovative Biologics: The Nutritional Therapeutics of Masquelier's Oligomeric Pro-

Eine US-Amerikanerin aus Idaho schreibt: »Ich hatte schlimme Gefäßblutungen in den Beinen und Kapillarschäden, die mein rechtes Auge röteten. Von einem Arzt, den ich aufsuchte, erfuhr ich, dass mein Zustand unheilbar sei. Ich war sehr deprimiert.

Vor einem Jahr erzählte mir eine Freundin, dass OPC ein sehr wirkungsvolles Nahrungsergänzungsmittel sei, das mir vielleicht auch helfen könne. Also nahm ich es ein – täglich sechs Tabletten zu je 20 mg. Ich nehme dieses Mittel nun seit einem Jahr und fühle mich großartig, da all meine Beschwerden geheilt sind. Sogar die Sommersprossen in meinem Gesicht sind verblasst.«

Durchblutungsstörungen an Händen und Füßen mit OPC behandeln

Der niederländische Arzt Bob Hornstra behandelt seine Patienten in verschiedenen Bereichen mit OPC. Vor allem bei der Behandlung von kreislaufbedingten Störungen in Händen und Füßen hat er gute Erfolge erzielt. Kribbeln in den äußeren Gliedmaßen und weiß-bläuliche Verfärbung von schlecht durchbluteten Fingern oder blaue Zehen älterer Menschen, bei denen die Blutversorgung der Extremitäten nicht mehr ausreicht, begegnet er mit Wechselbädern, einer Ozontherapie und OPC, das mit den Vitaminen A und E kombiniert wird. Er beobachtet immer wieder, dass OPC und die Vitamine sich gegenseitig verstärken.

In der akuten Phase rät er zu drei Mal täglich 100 mg OPC. Wenn die Beschwerden nachlassen und das Gewebe von Fingern und Zehen sicht- und fühlbar wieder durchblutet wird, reduziert man die Dosis auf zwei Mal 50 mg, jeweils morgens und abends eingenommen. Die meisten seiner Patienten fühlen sich bei dieser Dosierung sehr wohl.

---

antho Cyanidins (OPC)« in: Townsend Letter for Doctors & Patients, Feb/Mar 1998, S. 84-92.).

Da OPC wegen seiner geringen molekularen Größe die Blut-Hirn-Schranke passiert, kann es seine Wirkung unmittelbar im Gehirn entfalten und sich vorteilhaft auf Konzentrations- und Lernstörungen auswirken. Der Kinderpsychiater James Greenblatt aus Boston, Massachusetts, hat diese Wirkung von OPC systematisch untersucht. In einem Interview äußert er sich dazu:

»In meiner klinischen Praxis setze ich bei Konzentrationsstörungen oligomere Procyanidine (OPC) ein. Mit Hilfe von Elektroenzephalogramm-Untersuchungen (EEG) konnte ich bestimmen, welche Aspekte der Konzentrationsstörungen durch OPC behoben werden können. Dieses Nahrungsprodukt verbessert die Komponente der kindlichen Unkonzentriertheit, ohne die Hyperaktivität oder Impulsivität des Kindes zu beeinflussen. Viele Kinder mit Konzentrationsstörungen, die OPC nehmen, brauchen überhaupt kein Ritalin mehr.

Anfangs stand ich OPC skeptisch gegenüber, bis ich vor einigen Jahren von erwachsenen Patienten und den Eltern von Kinderpatienten erfuhr, dass deren Konzentrationsprobleme zurückgegangen waren. Da sie sich wohler fühlten, wollte ich das Mittel untersuchen. Wir machen in meiner Praxis EEG-Biofeedbackanalysen vor und nach Einnahme des Mittels und untersuchen gewisse Gehirnwellenverhältnisse. Dabei fanden wir heraus, dass OPC die Theta-Wellen (die für das Tagträumen zuständig sind) verringert: Uns liegen zehn EEGs vor, die die Unterschiede dokumentieren. Daher setzen wir OPC bei einer Vielzahl von Kindern mit Konzentrationsstörungen als Begleittherapie ein. Tatsächlich sind auch davon betroffene Erwachsene viel leichter zu behandeln, da sie außer OPC kein weiteres Mittel benötigen«.[11]

---

11 Ders., S. 90

**Fallbeispiel:
Lern- und Konzentrationsschwierigkeiten**

Der neunjährige Peter hatte große Lernschwierigkeiten, da er sich nicht konzentrieren konnte. In der Schule ließ er sich immer wieder ablenken, sprang auf, wenn er eigentlich eine Aufgabe lösen sollte, und auch bei den nachmittäglichen Hausaufgaben war es ihm nicht möglich, länger als ein paar Minuten still zu sitzen und sich auf seinen Lernstoff zu konzentrieren. Diese Schwierigkeiten spiegelten sich in seinen schulischen Leistungen und den Noten wider.

Da seine Mutter von OPC erfuhr, mischte sie ihm OPC ins Essen, was den Jungen bald schon veränderte. Er wurde ruhiger und konzentrierter. Nach mittlerweile einjähriger OPC-Einnahme kommt er im Unterricht gut mit und geht gern in die Schule. Seine Noten haben sich in allen Fächern enorm verbessert.

Gegen den Abbau von Gehirnzellen

Gehirnleiden älterer Menschen sind häufig eine Folge des Zerstörungswerks freier Radikale, das sich in der zweiten Lebenshälfte zunehmend bemerkbar macht. OPC passiert die Blut-Hirn-Schranke und wirkt auf zweierlei Weise unmittelbar auf den betroffenen Bereich: Dank gefäßschützender Wirkung verbessert es die Durchblutung des Gehirns und den Zustand der Kapillaren, feinster Blutgefäße, die für die Sauerstoffversorgung aller Zellen und Gewebe zuständig sind. Zudem bekämpft es die freien Radikale, welche die Endothelzellen der kleinen Gefäße zerstören.

Gedächtnisstörungen sind ebenso eine Folge von Sauerstoffmangel im Gehirn wie auch die Alzheimer-Krankheit. Die Unterversorgung der Gewebe mit Sauerstoff führt zu einer Anhäufung von Stoffen, deren Oxidation freie Radikale hervorbringt. Geraten diese außer Kontrolle, zerstören sie die Zellwände des Nervengewebes und führen zum Abbau von Gehirnzellen. OPC kann diesen Prozess verhindern oder wenigstens hemmen.

121

Fallbeispiele:

Schlechtes Gedächtnis

*Die 43-jährige Anja S. aus München hatte immer schon ein lü-
ckenhaftes Gedächtnis. Sie konnte sich Personen und Namen ebenso schlecht merken wie Situationen, die sie erlebt hatte. Für ihre
Familie und Freunde war es immer wieder abenteuerlich, wenn sie
sich an gemeinsame Erlebnisse partout nicht erinnerte, weder an
weit zurückliegende noch an solche, die erst einige Monate oder sogar Wochen zurücklagen. Höchstens fielen ihr nach eindringlichen
Darstellungen vage Einzelheiten der Vorfälle ein.*

*Nachdem sie ein halbes Jahr lang OPC eingenommen hatte, ver-
besserte sich ihre Erinnerungsleistung. Sie vergaß nicht mehr die
Namen bestimmter Leute, und auch Situationen entfielen ihr nicht
mehr in so auffälliger Weise. Auf ihre Umgebung wirkt sie insgesamt wacher und »präsenter«.*

Zahlen- und Namensgedächtnis

*Walter L. konnte sich generell Personen und Namen schlecht mer-
ken und stellte fest, dass auch sein Zahlengedächtnis nachließ. Seit
er seine Nahrung mit Masqueliers OPC ergänzt, ist sein Zahlengedächtnis wieder so gut wie früher und er hat auf einmal ein viel
besseres Personen- und Namensgedächtnis als jemals zuvor.*

Stärkung der Sehkraft durch OPC

Die Retinopathie ist eine Augenschwäche, von der besonders Diabetiker betroffen sind. Diese leiden verstärkt unter zu hoher Gefäßdurchlässigkeit, und zwar überall im Körper, also auch in den Augen. Gefährdet sind dadurch nicht nur die Gefäßwände, sondern auch die Augenlinse, durch deren allmählichen Verfall die Sehkraft immer mehr eingeschränkt wird.

Sehschärfe verbessert

»Fast alle meine Patienten konnten ihre Sehschärfe (sogar bei Makula-Degeneration) nach Einnahme von OPC im Durchschnitt nach einem halben Jahr um 20 bis 30 Prozent verbessern, auch sehr alte Leute.«
Dr. Walter B., Augenarzt

Bereits in den 1980er Jahren wurde in einer groß angelegten Untersuchung an 148 Retinopathie-Patienten die auffällige Wirkung von OPC getestet. Neben anderen Behandlungsformen erwies sich dieser Stoff, von dem täglich 100 mg verabreicht wurden, bei allen Augenerkrankungen, die auf eine mangelnde Blutversorgung zurückzuführen waren, als die »Trumpfkarte«. Dabei war es unerheblich, ob die Sehschwäche diabetische, arteriosklerotische, entzündliche bzw. degenerative Gründe hatte oder auf Kurzsichtigkeit zurückging.
1981 und 1982 wurden ähnliche Untersuchungen an 26 beziehungsweise 30 Retinopathie-Patienten durchgeführt – mit ähnlich positiven Ergebnissen: Im einen Fall erhielten diese einmal täglich 100 mg, im anderen Fall drei Mal täglich je 50 mg. Der Zustand verbesserte sich auffällig. In der zweiten Studie konnten die Sehstörungen zu 80 Prozent stabilisiert werden.

Die Linse des Auges enthält viel Kollagen, dessen Abbau – und damit die Gefahr einer Erkrankung an Grauem Star – durch regelmäßige OPC-Einnahme verhindert werden kann. Solange die Trübung der Linse nicht zu weit fortgeschritten ist, kann man die Sehkraft auch ohne Operation in beachtlichem Ausmaß wiederherstellen.

> **Fallbeispiel:**
> **Grauer Star**
>
> *Bei einer 77-jährigen Dame wurde eine stark verminderte Sehleistung festgestellt. Man kam zu dem Schluss, dass eine Operation wegen des Grauen Star unvermeidlich sei. Die Dame nahm daraufhin regelmäßig OPC ein – mit erfreulichem Ergebnis: Nach drei Monaten stellte der Augenarzt fest, dass ihre Sehkraft deutlich gestiegen war. Die Operation wurde auf unbestimmte Zeit verschoben.*

Nachtblindheit und Erschöpfung durch Bildschirmarbeit

Im Laufe der Zeit werden unsere Augen schwächer. Wir merken das daran, dass wir plötzlich bestimmte Dinge nicht mehr genau erkennen, die wir zuvor immer scharf sehen konnten. Bis zu einem gewissen Grad müssen wir solche altersbedingten Verfallserscheinungen akzeptieren, aber grundsätzlich kann OPC unsere Sicht nachhaltig stärken, auch wenn wir unsere Augen überanstrengen. Dauerhafte Überanstrengung der Augen führt zu einer Schwächung der Sehkraft. Dies geschieht nicht selten bei Leuten, die überwiegend im Dunkeln arbeiten, etwa Taxifahrer in der Nacht, oder vor allem auch bei denjenigen, die stundenlang auf Bildschirme starren, sei es durch Computerarbeit, Videospiele oder Fernsehen.

Leo T., 42 Jahre, stellte eine Verbesserung seiner Sehstärke nach Einnahme von OPC fest. Der Kontaktlinsenträger sah plötzlich verschwommen und ließ deshalb seine Augen bei einem Optiker untersuchen. Auf beiden hatte sich die Sehstärke um 0,5 Dioptrien verbessert.

Dabei hatte Leo T. OPC ursprünglich gar nicht wegen der Augen eingenommen, sondern aus einem anderen Grund: Er hatte unter chronischer Müdigkeit gelitten und war wegen des gelegentlich ihn übermannenden Sekundenschlafs schon mehrmals beim Autofahren in gefährliche Situationen geraten. Dies änderte sich deutlich, nachdem er seine Nahrung mit OPC ergänzte. Bald schon fühlte er sich »wie ein 20-Jähriger« und konnte auch weite Strecken ohne Ermüdungserscheinungen zurücklegen.

Beschleunigte Heilungsprozesse

Beim Sport drohen allerlei Verletzungen, die auch damit zusammenhängen, wie stark die Gefäßwände unterschiedlicher Gewebe sind: von der Haut über Muskeln, Sehnen bis hin zu Knochen. Insofern ist es sinnvoll, diese Strukturen durch die regelmäßige Einnahme von OPC vorbeugend zu stärken, wenn man häufig Sport treibt, zumal wenn es sich um verletzungsträchtige Sportarten handelt. So kann man zwar eine Zerrung, einen Bluterguss oder einen Knochenbruch nicht verhindern, doch fallen diese verletzungsbedingten Beschwerden bzw. Erkrankungen weniger schlimm aus.

Gleichzeitig beschleunigt OPC die Heilungsprozesse. Unter seinem Einfluss schließen sich Wunden schneller, wachsen gebrochene Knochen rascher zusammen und bilden sich Blutergüsse zügig zurück. Bei der Wundheilung spielt die Kollagen- und Elastin-Synthese eine entscheidende Rolle, wobei OPC sie beschleunigt. Der Heilungsprozess verkürzt sich bei jeder Art von Verletzung: Schnitt- und Operationswunden, Verbrennungen, Verstauchungen, Prellungen, Muskelfaserrissen und sogar Knochenbrüchen.

Fallbeispiel:
Beschleunigte Heilung eines gebrochenen Wirbels

Gerda L., 65 Jahre, aus Köln stürzte beim Fensterputzen so unglücklich von der Leiter, dass sie sich nicht mehr bewegen konnte und wusste: Es war etwas Schreckliches geschehen. Tatsächlich hatte sie sich einen Wirbel gebrochen. Sie hatte Glück im Unglück: Nerven waren nicht verletzt worden, so dass sie zu ihrer Erleichterung bald erfuhr, dass sie nicht ihr restliches Leben im Rollstuhl verbringen müsste. Und sie hatte zum Zeitpunkt ihres Sturzes bereits seit einem Jahr regelmäßig OPC genommen, womit sie auch während der vier quälenden Monate ihrer allmählichen Genesung fortfuhr. Die Ärzte im Krankenhaus wie auch im Rehabilitationszentrum, das sie anschließend besuchte, stellten übereinstimmend eine erstaunlich schnelle Heilung fest, die umso mehr verwunderte, als Frau L. ohnehin durch Rheuma angegriffene Knochen hatte. Sechs Monate nach ihrem Unfall bewegte Frau L. sich wieder so, als hätte sie diesen Albtraum nie erlebt.

1983 wurde eine Untersuchung an 40 Fußballspielern vorgenommen, die sich alle irgendeine Verletzung zugezogen hatten. Diese Gruppe wurde geteilt: Die eine Hälfte erhielt OPC, die andere als Kontrollgruppe nicht. Am ersten Tag der Verletzung erhielt jeder Fußballspieler der ersten Gruppe 400 mg OPC, vom zweiten bis zum achten Tag jeweils 300 mg und am neunten und zehnten Tag noch jeweils 200 mg. Ab dem zehnten Tag verringerten sich die

Ödeme (verletzungsbedingte Schwellungen) bei den mit OPC behandelten Personen und verschwanden bei einigen sogar vollständig, nicht jedoch in der Kontrollgruppe. Zudem stellten die Mediziner fest, dass sich die OPC-Gruppe in einem besseren Allgemeinzustand befand als die Kontrollgruppe.[12]

Beschleunigte Heilung von Knochenbrüchen

Zur Vorbeugung reicht die tägliche Einnahme von 50 bis 100 mg. Ist bereits eine Verletzung eingetreten, etwa ein Knochenbruch, kann man die Dosierung vorübergehend stark erhöhen. Der niederländische Arzt Henk van Montfort empfiehlt zwischen 400 und 500 mg während der akuten Krankheitsphasen.

Fallbeispiele:

Schnellere Heilung bei Bruch und Wunde

Eine 75-jährige Dame brach sich bei einem Sturz den rechten Arm und erfuhr von dem sie behandelnden Arzt, dass in ihrem Alter die Genesung ein langer und schwieriger Prozess sei. Wegen einer anderen Wunde, die nicht heilen wollte, nahm sie bereits seit drei Monaten OPC ein, was offensichtlich auch die Heilung des gebrochenen Knochens beschleunigte. Bei der Folgeuntersuchung wurde eine unerwartet schnelle Heilung festgestellt.

Eine ca. 80-jährige Dame aus Innsbruck brach sich das Schambein bei einem Sturz. Nach Verlassen des Krankenhauses litt sie starke Schmerzen, doch konnten die Ärzte ihr keine stärkeren Schmerztabletten mehr geben. Sie vermochte nur noch am Stock zu gehen und sich zu bewegen. Ihr Arzt empfahl ihr, Masqueliers

---

12 J.J. Parienti, J. Parienti-Amsellem: »Les œdèmes posttraumatiques chez le sportif: essai contrôlé de l'Endotléon« in: Gazette Medicale de France 90, No. 3 du 21.1.1983

*OPC auszuprobieren. Bereits 14 Tage später brauchte sie kei-
nen Stock mehr zum Gehen und war fast schmerzfrei, auch ohne
schmerzstillende Medikamente. Ihr Arzt rief Alexander Rucker
an, um ihm diese außergewöhnliche Genesung mitzuteilen.*

Weniger Ödeme nach Operationen

Ödeme sind Schwellungen infolge von Lymphflüssigkeit,
die durch Gefäßverletzungen in das Gewebe austritt und
sich dort ansammelt. Sie entstehen nicht nur bei Sportverletzungen, sondern auch nach bestimmten Operationen,
wie etwa durch plastische Chirurgie.

1984 wurde an 32 Patientinnen, die sich das Gesicht liften
ließen, untersucht, ob OPC die üblicherweise auftretenden
postoperativen Ödeme verringern könne. Fünf Tage vor
der Operation begann die Hälfte der Patientinnen mit der
Einnahme von 300 mg OPC täglich und hörte sechs Tage
nach der Operation damit auf. Die anderen 16 Patientinnen stellten die Kontrollgruppe dar, sie nahmen kein OPC.
Die Operationen wurden von demselben Chirurgen mit
derselben Technik und unter gleichen Anästhesiebedin-
gungen durchgeführt.

Der Unterschied zwischen den beiden Gruppen war deutlich: Bei der OPC-Gruppe waren die Ödeme am zwölften
Tag verschwunden, während es bei der Kontrollgruppe
vier Tage länger dauerte.[13]

Weniger Ödeme nach Brustkrebsoperationen

Nach der operativen Behandlung von Brustkrebs treten
manchmal Ödeme in den Armen auf, was schmerzhaft
ist und zu einem Spannungsgefühl in der Haut und zu
Schwierigkeiten bei Schulter- und Armbewegungen führt.

---

13   J. Baruch: »Effet de l'Endotélon dans les œdèmes postchirurg-
icaux« in: Ann. Chir. Plast Estht. 1984, vol. XXIX, no.4

1989 berichteten Wissenschaftler, dass sie in diesem Zusammenhang die Wirkung von OPC an einer 63 Frauen umfassenden Gruppe getestet hatten. 33 Patientinnen erhielten OPC, 30 ein Placebo. Innerhalb der ersten sechs Wochen war das Placebo genauso wirkungsvoll wie OPC, aber nach sechs Monaten verschwand der Placebo-Effekt, während die positiven Wirkungen von OPC anhielten.[14]

Überraschend schnelle Genesung nach Meniskusoperation

Eine übergewichtige Dame mittleren Alters (172 cm, 105 kg) musste sich einer Meniskusoperation unterziehen. Sie bereitete sich darauf vor, indem sie drei Wochen vorher täglich 100 mg OPC einnahm.

Ihre Genesung erfolgte so schnell, dass sowohl der Physiotherapeut als auch alle anderen Patienten höchst erstaunt waren: Als einzige Patientin wurde sie bereits nach fünf Tagen aus dem Krankenhaus entlassen, obwohl niemand so übergewichtig war wie sie.

Hilfe bei Gelenk- und Knochenbeschwerden

In diesem Abschnitt möchte ich auf lange Erklärungen verzichten und stattdessen einfach nur einige Berichte Betroffener vorstellen, die Ihnen ein Bild der breiten Anwendungsmöglichkeiten von OPC vermitteln können (siehe auch »Hüft- und Gehbeschwerden nach schwerem Unfall«, S. 88f.).

---

14 A. Pecking, J. P. Desprez-Curely, G. Megret: »Oligomères procyanidoliques dans le traitement des lymphœdèmes postthérapeutiques des membres supérieurs« vorgetragen auf dem Symposium Satellite, Congrès International d'Angiologie, Toulouse, 4.-7. Oktober 1989

<h1 style="text-align:center">Fallbeispiele:</h1>

Unerträgliche Schmerzen im Fußgelenk

Eine 38-jährige Frau aus Singapur schreibt:

Vor drei Jahren litt ich unter unerträglichen Schmerzen am Fußgelenk. Auch nachdem ich viele Spezialisten aufgesucht hatte, war der Schmerz noch da. Jedes Mal bekam ich Schmerzmittel und musste bestimmte Programme zur Stärkung meines Fußgelenks befolgen. Doch das Problem blieb und der Schmerz wurde schlimmer.

Ein Freund besorgte mir OPC, als er von meinem Problem hörte. Ich nahm zunächst drei Wochen lang täglich sieben Tabletten zu je 20 mg ein. Der Schmerz ließ nach, so dass ich mit der OPC-Behandlung fortfuhr. Ein Jahr lang nahm ich täglich zwei Mal 20 mg, und der Schmerz war schließlich völlig verschwunden. Seither habe ich diesen Schmerz am Fußgelenk nicht mehr gehabt. Ich kann laufen und rennen, dabei waren schon ganz normale Beschäftigungen für mich früher unmöglich. Außerdem spare ich natürlich einen Haufen Geld, das ich nicht mehr für Spezialisten ausgeben muss. Ich wünschte, ich hätte OPC früher gekannt. Von meinen Freunden höre ich, dass ich im Vergleich zu früher strahlend und gesund aussehe.

Mittlerweile reicht mir als Grundversorgung 20 mg OPC täglich.

Schmerzen in der Schulter und Unbeweglichkeit

Alexander Rucker berichtet von einer 40-jährigen Frau, die unter großen Schmerzen in den Schultergelenken litt. Den rechten Arm konnte sie nur noch eingeschränkt bewegen. Vor Schmerzen schlief sie nachts lediglich wenige Stunden. Monatelang konnte sie sich nicht selbst die Haare waschen und war auf Hilfe angewiesen. Da es keine Aussicht auf Verbesserung gab, wurde ein künstliches Gelenk erwogen, das einen gewissen Bewegungsradius ermöglichen sollte.

Die Frau erfuhr von OPC und nahm es ein. Bereits 14 Tage

später schlief sie nach langer Zeit wieder eine ganze Nacht durch. Bald schon konnte sie ihre Schulter fast vollständig belasten. Tatsächlich leistete sie nur fünf Wochen später Unglaubliches: Da neue Fenster für ihr Haus geliefert wurden, stemmte sie selbst sieben Fensterbänke aus.

Arthritis

Eine ältere Dame aus Wien litt so stark unter Arthritis, dass sie höchstens ein paar Minuten laufen konnte, und dies auch nur unter großen Schmerzen. Zwar bekam sie zwei Jahre lang Kortisonspritzen, doch waren ihre Schmerzen weiterhin nur schwer erträglich. Mittlerweile galt sie als »therapieresistent«, d. h. man glaubte nicht, dass eine Therapie bei ihr noch etwas bewirken könne.
Schließlich nahm sie OPC, woraufhin ihr Zustand sich bald verbesserte. Bereits nach zwei Monaten konnte sie täglich in Begleitung ihrer Tochter eine Stunde lang spazieren gehen. Auch hat sie längst nicht mehr so starke Schmerzen.

Rückenschmerzen

Ein übergewichtiger LKW-Fahrer (182 cm, 140 kg), der vor allem nachts fährt, litt jahrelang unter Rückenschmerzen. Er lernte OPC kennen, nahm es regelmäßig ein – und seine Rückenschmerzen waren bald verschwunden.
Bei einem von Alexander Rucker gehaltenen Vortrag bedankte der Mann sich bei diesem. Er sei überglücklich, OPC kennen gelernt zu haben.

Schmerzendes Handgelenk

Eva L., St. Pölten, schreibt:
»Wegen starker Schmerzen im Handgelenk musste ich meinen geliebten Beruf als Masseurin beinahe aufgeben. Nichts half. Erst als ich auf OPC stieß, war ich nach zwei Wochen schmerzfrei.«

Entzündungen und Allergien

Wie entstehen Entzündungen im Körper? Schädliche Stoffe dringen in den Körper ein, greifen ihn an und rufen eine Entzündung hervor. Dies geschieht offensichtlich bei physischen Verletzungen. Aber auch ein geschwächtes Gefäßsystem kann die Ursache von Entzündungen sein: Gesunde Gefäße filtern Eindringlinge heraus und lassen sie nicht in das Gewebe hinein. Wenn diese Gefäße aber, z. B. wegen Bluthochdrucks, zu durchlässig werden, können sie schädliche Moleküle nicht daran hindern, in verschiedene Körpergewebe einzudringen und dort Entzündungen zu entwickeln.

Häufig verklumpen gleichzeitig die roten Blutkörperchen, so dass die betroffenen Stellen im Körper deswegen nicht ausreichend mit Sauerstoff versorgt werden. Es kommt zu einem Anstieg zerstörerischer Enzyme, die das Zellkollagen angreifen und schließlich zum Zusammenbruch der Zellen führen. Zerstörte Gefäße führen zu Lymphödemen, d. h. zu einer Verdickung von Haut- und Unterhautzellgewebe, in denen die Lymphe sich staut. Gewebewucherungen und Narben sind ebenfalls eine Folge des Zusammenbruchs von Gefäßzellen.

Entzündungen können auch unmittelbar durch freie Radikale hervorgerufen werden. Masquelier unternahm in diesem Zusammenhang einen Selbstversuch, bei dem er die starke antioxidative Wirkung von OPC sichtbar machte.

Er bestrich seinen Arm an zwei Stellen mit etwas Dithranol, einer Substanz, die auf der Haut mittelschwere Schäden verursacht und gleichzeitig freie Radikale produziert. Um die Antiradikalenwirkung von OPC zu beweisen, hatte er eine Salbe mit 0,5-prozentigem OPC-Gehalt zubereitet. Diese strich er auf eine der beiden mit Dithranol bestrichenen Stellen. Nach 48 Stunden wurde an der unbehandelten Hautzone eine schlimme Entzündung sichtbar, während die mit OPC behandelte kaum reagierte und keinerlei Ödem aufwies.

Dieser Entzündungsprozess wird durch eine weitere Reaktion zu einem wahren Teufelskreis. Die zerfallenden Zellen setzen nämlich Mastzellen frei, die wiederum für die Ausschüttung entzündungserregender Stoffe wie Histamin und Bradykinin verantwortlich sind. Histamin ist Ihnen sicherlich als Allergieauslöser bekannt. Bei Bradykinin handelt es sich um ein Gewebshormon, das u. a. die Kapillardurchlässigkeit steigert – und so den Entzündungsprozess weiter vorantreibt.

Auftritt OPC

Wie aber wirkt OPC in diesem komplizierten zerstörerischen Kreislauf? 1985 konnten japanische Wissenschaftler beweisen, dass OPC bereits an der Stelle wirkt, wo das entzündungserregende Enzym im Körper (Hyaluronidase) aktiviert wird. In aktiviertem Zustand setzt es das allergieauslösende Histamin frei, doch OPC lässt es nicht so weit kommen. Es verhindert die Aktivierung des schädlichen Enzyms und spielt somit indirekt eine wichtige Rolle im Kampf gegen Allergien.

Da diese sich in allen Körperbereichen und auf höchst unterschiedliche Art manifestieren, wird die breite Anwendungsmöglichkeit von OPC deutlich. Bevor wir uns den Allergien ausführlicher zuwenden, möchte ich einige entzündungsbedingte Krankheiten erwähnen, bei denen OPC immer wieder zu erstaunlichen Besserungen und Heilungen geführt hat.

Bereits 1967 fanden deutsche Wissenschaftler heraus, dass Extrakte, die spezielle Katechine (OPC-Bausteine) enthalten, die Histaminproduktion verhindern können. Da Histamin u. a. für die Entstehung von Magengeschwüren verantwortlich ist, untersuchten sie, bis zu welchem Ausmaß diese Katechine enthaltenden Extrakte zur Heilung wie auch zur Vorbeugung von Geschwüren und Blutungen des Magens genutzt werden können. Das Ergebnis sprach für sich: Die Verabreichung verhindert akute Magenentzündungen zu 80 Prozent.[15] Die nach Masqueliers geschütztem Verfahren standardisierten OPC-Produkte sind in diesem Zusammenhang also von wohltuender Wirkung.

Fallbeispiele:

OPC bei Gastritis

Alexander Rucker hat die Heilwirkung von OPC auf den Magen in seiner eigenen Familie erfahren:

»Mein Vater war 40 Jahre lang magenkrank und litt an einer schweren Gastritis. Vieles vertrug er nicht und musste immer wieder Magenpulver schlucken. Wenige Monate nachdem er seine Nahrung mit OPC ergänzte, war seine Gastritis verschwunden. Mittlerweile kann er alles essen, und wenn ich bei meinen Eltern zu Besuch bin, muss ich aufpassen, dass ich noch eine Tomate, Weintraube oder Orange erwische. Ein herrliches Gefühl, dass ich meinem Vater so helfen konnte.«

OPC bei Nervenentzündung

Als Elisabeth L. unter starken Schmerzen am linken Arm litt und diesen nicht mehr bewegen konnte, suchte sie einen Arzt auf.

---

15 H.J. Reimann et. al.: »Histamine and Acute Haemorrhagic Lesions in Rat Gastric Mucosa ...« Birkhauser Verlag, Universität Marburg, Bd. 7/1 (1977)

Allergien aller Art lindern

Allergien haben sich in den letzten Jahren geradezu seuchenhaft ausgebreitet. Dabei wissen manche Menschen nicht einmal von ihrer allergischen Überempfindlichkeit gegenüber bestimmten Stoffen, den sogenannten Allergenen. Diese sind oft tierischer oder pflanzlicher Art, wie Blütenpollen, Tierhaare, Eiweiß, Erdbeeren usw.

Auch Chemikalien, Sonne, Wasser oder bestimmte Gefühlsregungen wie Ekel oder Ärger lösen u. U. allergische Reaktionen aus.

Die freien Radikale spielen bei der Entstehung von Allergien eine große Rolle. Das Tückische an einer Allergie ist, dass sie sich so vielseitig ausdrückt und daher Diagnose und Heilung oft sehr schwierig sind. Relativ eindeutig kann man Heuschnupfen und Asthma als Allergie einstufen. Aber auch Arteriosklerose, spastische Bronchitis, Gelenk- und Hauterkrankungen sowie Tumore können durch Allergene ausgelöst werden.

Vielschichtig sind die Hintergründe einer Allergie, zu denen unentdeckte organische oder psychische Störungen zählen. Häufig stellt sich nach der Bewältigung eines psychischen Problems eine bedeutende Verbesserung ein.

Da OPC ein so mächtiges Antioxidans ist und freie Radikale unterschiedlicher Art und an den verschiedensten Einsatzorten wirkungsvoll bekämpft, bietet es sich als Mittel gegen Allergien an. Dabei kennen und nutzen die Menschen bereits seit Jahrhunderten seine allergiehemmenden Eigenschaften, auch ohne dass OPC unter diesem Namen bekannt war.

Die von Insektenstichen hervorgerufene Schwellung und der Juckreiz sind nichts anderes als die Folge der Freisetzung von Histamin aus Mastzellen. In allen Ländern sind Pflanzen bekannt, meist verbreitete Blätter oder Gräser, die zerrieben und auf die schmerzende Stelle gelegt wurden.

In Frankreich etwa gilt seit langer Zeit, dass man einfach die ersten drei Blätter nimmt, die einem nach einer unfreiwilligen Begegnung mit den lästigen Blutsaugern begegnen. Warum? Die Chance ist relativ groß, dass in den Blättern von drei verschiedenen Pflanzen genug OPC enthalten ist, um eine Antihistamin-Wirkung zu erzielen.

Zahlreich sind die Berichte von Betroffenen, die mit OPC ihre Allergie in den Griff bekommen haben.

Fallbeispiele:

Schlafstörungen, Heuschnupfen, Konzentrationsschwäche

Eine Mutter aus Florida schreibt:

»Nachdem mein 12-jähriger, 44 kg schwerer Sohn 60 Kapseln Masqueliers OPC zu je 100 mg aufgebraucht hat, kann ich berichten, dass er die ganze Nacht durchschläft, nicht mehr von seinen Allergien geplagt wird und sich besser konzentrieren kann.

Vorher war er ein unruhiger Schläfer, der mehrmals in der Nacht aufwachte. Zudem wurde er immer früh wach — auch wenn er nur fünf oder sechs Stunden Schlaf hinter sich hatte. Nun kann er ausschlafen, bis er wenigstens acht Stunden Schlaf hat, und sein Schlaf ist ruhig und ungestört.

Im letzten Jahr wurde bei ihm Heuschnupfen, insbesondere eine Allergie gegen Gras, festgestellt. In Florida dauert die Zeit der

Grasallergie elf Monate. Er ist dreimal in der Woche beim Foot-
ball-Training und an den Wochenenden zum Spiel – und endlich
ist er von seiner dick verstopften Nase befreit. Im Gegensatz zu
früher atmet er jetzt die ganze Nacht durch die Nase und wacht
morgens erholt auf, ohne den früher üblichen wunden Hals.
Seine Konzentrationsfähigkeit wird besser. Seine Hausaufgaben
erledigt er in kürzerer Zeit und mit weniger Anstrengung und
Frust. Da ich mir noch bessere Ergebnisse in diesem Bereich er-
hoffte, habe ich die Dosis von 100 auf 200 mg täglich erhöht, und
es funktioniert!
Wir sind sehr glücklich über den Erfolg und glauben, dass er sich
mit der Zeit stabilisiert. OPC ist ein Lebensretter!«

Allergie, drohendes Asthma

Bärbel H. aus Österreich berichtet:
»Meine Tochter ist starke Allergikerin, und es bestand die Gefahr,
dass Asthma hinzukäme. Diese Gefahr scheint gebannt: Bereits
nach drei- bis vierwöchiger Einnahme von OPC ist davon nichts
mehr zu bemerken; auch die Allergie hat sich deutlich verbessert.«

Allergie, Lethargie

Ein 20-jähriger Student aus Hongkong schreibt:
»Vor ungefähr einem Jahr spielte sich mein Tagesbeginn immer
auf die gleiche traurige Art ab. Ich verbrachte den Morgen mit
wässrigen Augen, putzte mir die Nase, bis sie rot und wund war,
und fühlte mich schrecklich lethargisch. Ich schaffte es kaum auf-
zustehen. Aber dank OPC gehört dieses morgendliche Schnupfen-
drama der Vergangenheit an. Ich kann nun mit klaren Augen
und zuversichtlich aufwachen.
Nahrungsmittelallergien, die mich früher von dem Verzehr gewis-
ser Lebensmittel abhielten, sind ebenfalls überwunden.
Ich bin meiner Mutter sehr dankbar, durch sie habe ich OPC
kennen gelernt.«

Asthma, Waschmittelallergie, Erkältungen

Eine 61-jährige Dame schreibt:

»Ich hatte viele Jahre schlimmes Asthma. Besonders bei Wetterwechsel musste ich zur Klinik fahren, um mich medikamentieren zu lassen und unter Aufsicht zu inhalieren.

Das habe ich mittlerweile dank OPC unter Kontrolle. In den letzten neun Monaten, d. h. seit ich OPC nehme, war ich nicht mehr in der Klinik. Symptome wie Atembeschwerden treten seither nicht mehr auf. Erkältungen und Grippe, die ich früher ständig hatte, sind selten geworden.

Neben Asthma hatte ich noch ein weiteres Problem: Ich litt unter extrem empfindlichen, schuppigen, trockenen und stark juckenden Händen, wenn ich mit Waschmitteln in Berührung kam. Doch seit der Einnahme von OPC ist meine Haut nicht mehr so trocken und die Schwierigkeiten sind verschwunden.

Ich nehme 100 mg täglich. Ich empfehle OPC nachdrücklich.«

Asthmatischer Husten

Der neunjährige David H. berichtet:

»Ich habe einen allergiebedingten Husten, den der Arzt als Asthmahusten diagnostizierte. Meiner Mutter wurde gesagt, dass der Husten aufhören würde, wenn ich OPC einnehme. Ich nehme es jetzt seit neun Monaten, anfangs morgens vor dem Frühstück zwei Tabletten zu je 20 mg. Seit einem Monat nehme ich drei Tabletten pro Tag. Es hilft mir wirklich, ich fühle mich jetzt viel besser und huste nur noch selten. Früher habe ich morgens immer gehustet, aber jetzt huste ich kaum noch.«

Pollen- und Tierhaarallergie

Gitti S. aus Volders schreibt:

»Wenn irgendwo Pollen oder Tierhaare waren, hatte ich früher immer sofort starke allergische Reaktionen und Heuschnupfen. Seit ich Masqueliers OPC nehme, kann ich Katzen sogar streicheln und im Frühling wieder spazieren gehen.«

Der gezielte Einsatz von OPC bei Hautproblemen

Auf die Hintergründe der heilenden Wirkung von OPC in allen Bereichen, die mit der Haut und anderen Geweben zu tun hat, gehen wir andernorts in diesem Buch ausführlich ein (siehe Seite 82ff. sowie Teil V). Wenden wir uns an dieser Stelle der Hilfe zu, die OPC im konkreten Anwendungsfall bringt.

Neurodermitis

Diese unangenehme Hautkrankheit, die sich zu einer regelrechten Plage entwickelt und leider auch immer mehr Kinder betrifft, wird häufig als multiple Allergie betrachtet, da sie durch verschiedene Faktoren, also nicht durch ein eindeutig identifizierbares Allergen, hervorgerufen wird. Es gibt allerdings auch einen Erklärungsansatz, demzufolge der Neurodermitis weniger allergiebedingte als psychische Ursachen zugrunde liegen. Jedenfalls äußert sie sich in starkem Juckreiz, dem man nachgibt, indem man sich häufig blutig kratzt. Hierauf folgen wiederum Infektionen, und so führt diese Krankheit oft zu einem Teufelskreis.
Zur Therapie gehört vor allem eine konsequente Diät, bei

der Süßigkeiten, Salz, Gewürze, Schweinefleisch, gebratenes Fett (z. B. Pommes frites), Farb- und Konservierungsmittel sowie gelegentlich auch Milch gemieden werden. Dies ist natürlich kleinen Kindern schwer zu erklären. Bei schweren Fällen wird auch Kortison verabreicht, entweder auf die Haut aufgetragen oder sogar zusätzlich injiziert, was langfristig zu schlimmen Nebenwirkungen führt.
Bei dieser sehr individuellen Krankheit gibt es keine allgemeinen Richtlinien, vielmehr muss jeder Einzelne herausfinden, was für ihn unbekömmlich ist. Dabei spielen auch Materialien, die auf der Haut getragen werden, Waschmittel, eine kunststoffreiche Umgebung u. Ä. eine Rolle.
Uns liegen Berichte von Betroffenen vor, die mit OPC sehr gute Behandlungserfolge bei dieser so schwer in den Griff zu bekommenden Krankheit erzielt haben.

Fallbeispiele:

Verbesserungen der Neurodermitis

Die 36-jährige Sabine S. leidet seit ihrer Kindheit an Neurodermitis. Nachdem sie von OPC erfahren hatte, nahm sie es regelmäßig ein, täglich 100 mg. Nach einem halben Jahr hatte sich ihre Haut deutlich verbessert. Die ansonsten häufig auftretenden Schübe kommen jetzt in sehr viel größeren Abständen und verlaufen relativ harmlos und ohne Entzündungen. In den Zwischenzeiten ist ihrer Haut gar nicht mehr anzumerken, dass sie an Neurodermitis erkrankt ist.

Der Vater eines dreijährigen, an Neurodermitis erkrankten Kindes berichtet, dass sich der Zustand seines Sohnes deutlich verbessert, wenn er regelmäßig OPC einnimmt. Der direkte Zusammenhang zwischen OPC und Krankheit sei offensichtlich. Wenn er mit der Nahrungsergänzung aufhöre, stellen sich bald wieder die Symptome ein.

Ekzeme sind verbreitete Hautkrankheiten, denen häufig Infektionen zugrunde liegen. Sie äußern sich in Juckreiz, starker Rötung der Haut sowie Pickel- und Knotenbildung. Kratzt man sie auf, entwickeln sie sich zu nässenden Pusteln, die anschließend verschorfen. Schließlich wird der Schorf wieder abgekratzt, und es kommt zu erneuter Infektion: ein Teufelskreis, aus dem schwer auszubrechen ist. Da ein Ekzem durch die Berührung mit bestimmten Stoffen (z. B. Lösungsmitteln) hervorgerufen wird, zählt es u. a. zu den Berufskrankheiten und kann chronisch werden, wenn man den Beruf nicht wechselt.

Eine konsequente Diät oder körperliche Veränderungen (wie Pubertät oder Klimakterium) können manchmal deutliche Verbesserungen bewirken. Auch OPC ist ein Mittel, das bei Ekzemen zu sehr guten Heilerfolgen führt.

**Fallbeispiel:
Ekzem, Schnupfen, Bronchitis, Pigmentierung**

Eine Frau aus Denver schreibt:
»Mein Sohn litt von Geburt an bis zum Alter von vier Jahren unter Ekzemen. Seine Haut war schuppig und juckte die ganze Zeit, und er kratzte sich ständig, besonders an den Beinen, bis sie rot und blutig waren. Mein Mann und ich gingen mit ihm zu verschiedenen Ärzten, doch alle verschrieben ihm nur Hydrokortison. Da wir Nebenwirkungen befürchteten, wandten wir uns naturheilkundlichen Mitteln zu. Eines Tages lasen wir einen Artikel über Masqueliers OPC, der in einem Naturkostladen auslag. Die Verkäuferin erzählte uns, dass OPC ein mächtiges Antioxidans sei und gegen das Ekzem meines Sohnes helfen würde. Ich war skeptisch, kaufte aber trotzdem eine Schachtel zum Ausprobieren, und zwar OPC aus Pinienrinde in Tablettenform zu je 20 mg. Nachdem mein Sohn zwei Monate lang täglich eine Tablette eingenommen hatte, war seine Haut zwar nicht mehr so trocken, aber

das Ekzem war noch da. Wir beschlossen die Einnahme des Mittels fortzusetzen und kauften eine weitere Packung. Mittlerweile nimmt mein Sohn OPC seit einem Jahr, und sein Ekzem ist völlig verschwunden! Nicht nur hat er mit dem ständigen Kratzen aufgehört, er ist auch längst nicht mehr so reizbar. Früher war er so frustriert, dass er starken Stimmungsschwankungen unterlag.

Auch habe ich bemerkt, dass er seither keine Nebenhöhlenentzündung mehr hatte und die Häufigkeit von Erkältungen und Grippe deutlich gesunken ist.

Mittlerweile nimmt meine ganze Familie OPC. Meine Tochter, die eine leichte Bronchitis hatte, hustet nicht mehr, und auch mein Mann hat seither freie Nebenhöhlen. Was mich betrifft, so nehme ich es gegen das Altern und bin mit dem Ergebnis zufrieden. Die Pigmentierung in meinem Gesicht ist blasser geworden und meine Haut ist nicht mehr so trocken.

Ich erzähle allen Freunden von den Wohltaten dieses erstaunlichen, natürlichen, vollkommen sicheren und wirkungsvollen Antioxidans und möchte, dass jeder davon profitiert.«

Akne

Akne entsteht durch hormonelle Umstellungen im Körper und tritt deshalb vor allem in der Pubertät auf. In dieser Zeit produzieren die Hauttalgdrüsen im Gesichts-, Hals- und Nackenbereich besonders viel Talg; die Drüsen verstopfen und entzünden sich eitrig: Entsprechend leiden viele Jugendliche unter dicken Pickeln im Gesicht und am Hals, gerade zu einer Zeit, wo ein entstelltes Äußeres als besonders schrecklich empfunden wird.

OPC wirkt im Fall von Akne aufgrund seiner entzündungshemmenden und den Blutfluss anregenden Eigenschaften. Entgiftungsprozesse finden beschleunigt statt. Die Haut wird gründlich durchblutet, auch in der Tiefe gereinigt und allmählich klar und glatt.

Eine 42-jährige Kanadierin hat ihrem Sohn wegen Konzentrationsstörungen OPC gegeben und dabei – praktisch als Begleiterscheinung – eine Verbesserung seiner Akne festgestellt:

»Auch wenn Sie sicherlich bereits viele Erfolgsgeschichten über dieses wunderbare Mittel erhalten haben, möchte ich Ihnen unbedingt meine eigene mitteilen.

Mein 13-jähriger Sohn ist seit vielen Jahren wegen seiner Konzentrationsstörungen in Behandlung. Er hat fast alle Medikamente durch, die uns von verschiedenen Psychiatern empfohlen wurden. Zwar stärkten sie seine Konzentration über kurze Zeiträume, aber wir konnten kein Mittel finden, das ihn gleichzeitig auch von seinen stets schlechten Launen befreite. Nachdem ich von OPC gelesen hatte, entschlossen wir uns zu einem letzten Versuch.

Steven erhielt täglich 200 mg OPC. Die Pillen haben ihn nicht nur ausgeglichener gemacht (hurra!), sondern ihm noch einen zusätzlichen Bonus beschert – seine Akne ist stark zurückgegangen. Mein Sohn ist wie umgewandelt, er ist umgänglich geworden und viel fröhlicher als vorher. Glauben Sie mir, ich hätte nie gedacht, dass ich einmal diesen Brief schreiben würde. OPC ist eines der wenigen Mittel, die wirklich halten, was sie versprechen.«

Mit OPC gegen Sonnenbrand und Strahlenschäden

Mit OPC kann man offensichtlich sehr effektiv die Haut schützen, wenn diese starker Sonne oder Bestrahlungen ausgesetzt wird. In solchen Situationen vermehren sich die freien Radikale und greifen den Körper mit ungebremster Aggressivität an. OPC wurde in Creme verarbeitet und ausführlich getestet. Tatsächlich erwies es sich als starkes Schutzmittel gegen Sonnenbrand (UV-Strahlen). Reibt man die Haut mit OPC-Creme ein, bevor sie der Sonne ausgesetzt wird, lassen sich Schmerzen und ihre Rotfärbung gut unter Kontrolle halten. Dank seiner antioxidativen Wirkung ist OPC ein starkes Mittel gegen die schädlichen Sonneneinwirkungen, das sich auch in ärztlicher Praxis bewährt hat.

Mittlerweile wurde mir wiederholt berichtet, dass durch die regelmäßige Einnahme von OPC (200 mg) Sonnenbrände vermieden werden.

Sonnenbrand, Strahlenschäden

Der niederländische Arzt Henk van Montfort erfuhr am eigenen Leib die heilsame Wirkung von OPC bei Sonnenbrand. Da er in der Regel in geschlossenen Räumen arbeitet und sich wenig im Freien aufhält, ist seine Haut gegenüber Sonnenstrahlen empfindlich. Das machte sich für ihn besonders im Urlaub bemerkbar, wenn er unvorbereitet in ein südliches Land kam. Jedes Mal holte er sich dort auf seinen Wanderungen die schrecklichsten Sonnenbrände, obwohl er sich gründlich eingecremt hatte. Ein Urlaub, bei dem man nachts vor Schmerzen kaum schlafen kann, ist natürlich nur halb so schön.

Als Arzt kannte Montfort die Zusammenhänge zwischen Sonneneinstrahlung und freien Radikalen, so dass er anfing, sich durch eine hochdosierte Einnahme von OPC auf seine Sonnenurlaube vorzubereiten. Er nahm täglich zwischen 400 und 500 mg OPC ein und beugte so wirkungsvoll den gefürchteten Sonnenbränden vor. Diese Dosis behielt er während des Urlaubs bei.

Da auch Bestrahlungen Hautverbrennungen nach sich ziehen, verordnet er den von Bestrahlungstherapie betroffenen Patienten ebenfalls OPC in dieser hohen Dosierung.

Hormonelle Störungen: Das prämenstruelle Syndrom mit OPC lindern

Ein gestörtes Immunsystem ist die immer häufiger beklagte Folge steigender Umweltbelastungen. Viele Menschen leiden unter Schwächezuständen und Erkrankungen, die einzig darauf zurückzuführen sind, dass ihr Körper nicht mehr mit den alltäglichen Belastungen durch Stress und Verschmutzung fertig wird. Ein gestörtes Immunsystem wirkt sich auf andere Körpersysteme aus, so zum Beispiel auch auf das Hormonsystem (Endokrinium). Mit diesem ist das emotionale System eng verbunden.

Ein aus dem Gleichgewicht geratenes Hormonsystem schlägt sich bekanntlich unter anderem in seelischer Unausgeglichenheit und Depressionen nieder. Besonders Frauen, deren Monatszyklus einem komplizierten Zusammenspiel der Hormone unterliegt, leiden unter solchen Störungen: Nicht zufällig hat sich das mittlerweile zum Schlagwort gewordene Kürzel PMS durchgesetzt. Es handelt sich dabei um die Abkürzung für das »prämenstruelle Syndrom«, unter dem Regelbeschwerden wie Kopf-, Rücken- und Bauchschmerzen sowie Depressionen und Gereiztheit zusammengefasst werden.

Da OPC das Immunsystem stärkt, vermag es auch den hormonellen Bereich zu harmonisieren und auf diesem Weg die genannten Beschwerden zu lindern.

OPC bei PMS: 80-prozentige Verbesserung der Beschwerden

Bei einer Untersuchung an 165 Frauen mit PMS-Problemen wurde den Teilnehmerinnen vier Monate lang vom 14. bis zum 28. Tag ihres Menstruationszyklus täglich 200 mg OPC verabreicht. Innerhalb von zwei Monaten spürten 60 Prozent der Frauen eine Linderung ihrer PMS-Symptome. Am Ende des vierten Monats war die Rate auf fast 80 Prozent gestiegen. Zudem hatten 65 Prozent der Patientinnen keine Regelschmerzen mehr. Die Einnahme von OPC zeigte noch eine weitere Wirkung: Die Menstruation wurde regelmäßiger bei den Frauen, deren Zyklen ansonsten unberechenbar oder länger als normal waren.

Diese und andere Untersuchungen kamen zu dem Schluss, dass OPC sowohl die Menstruation erleichtert als auch während der verschiedenen Phasen des Monatszyklus die unterschiedlichen Probleme behebt, die dabei auftauchen können.

Kopfschmerzen

Viele Frauen leiden unter hormonell bedingten Kopfschmerzen, die während, vor oder nach der Periode auftauchen, sich aber auch zwischen zwei Monatsblutungen bemerkbar machen können. Häufig haben sie migräneartigen Charakter und setzen sich regelrecht fest, d. h. sie können sich über ein bis zwei Tage oder noch länger erstrecken.

Seit ich OPC nehme, habe ich unter solchen Kopfschmerzen kaum noch gelitten, obwohl sie früher regelmäßig, d. h. einmal im Monat aufgetreten sind. Auch von anderen

Frauen habe ich gehört, dass sie weniger Kopfschmerzen haben, seitdem sie regelmäßig OPC einnehmen.

Offensichtlich wirkt es sich ganz allgemein wohltuend auf den Kopf aus, lindert also nicht nur hormonell, sondern auch durch Stress bedingte Kopfschmerzen, wie der folgende Bericht einer Sekretärin zeigt.

Fallbeispiel:
Kopfschmerzen und Mattigkeit

»Ich arbeite täglich acht Stunden als Sekretärin und besuche noch zusätzlich einen Abendkurs. Deshalb fühle ich mich immer müde. Wenn es bei der Arbeit hektisch zugeht, bekomme ich Kopfschmerzen. Da ich OPC als starkes Antioxidans kannte, habe ich angefangen, meine Nahrung mit OPC zu ergänzen – mit sechs Tabletten zu je 20 mg pro Tag. Nach zwei Wochen spürte ich in mir mehr Energie. Außerdem wurde nach nur einem Monat meine Haut fester und glatter. Ich nehme jetzt seit anderthalb Jahren OPC und bekomme überhaupt keine Kopfschmerzen mehr, auch wenn ich noch immer häufig Überstunden mache.«

Mit OPC die körpereigene Abwehr stärken

Unsere Lebensweise ist durch vielfältige Belastungen gekennzeichnet: Vergiftungen durch Medikamente, zu viel Alkohol, durch Schwermetalle, aber auch durch Nahrungsmittel, die chemisch behandelt werden und dadurch langfristig störend wirken können. Hinzu kommen erhöhte Stressfaktoren, und sie alle vermehren die Angriffe freier Radikale auf unser Immunsystem, dessen Verteidigungsmechanismen bald erschöpft sind. Dann ist der Körper den unterschiedlichsten Krankheiten hilflos ausgeliefert. Man kann mit Recht behaupten, dass freie Radikale den meisten Krankheiten zugrunde liegen, deren Verlauf erst ermöglichen und vielfach erschweren, auch wenn diese noch so unterschiedlich sind.

Ein relativ »modernes« Syndrom, Folgewirkung eines zusammenbrechenden Immunsystems, ist das sogenannte »chronische Erschöpfungssyndrom« (CFS, Chronic Fatigue Syndrome), von dem mittlerweile Millionen Deutsche, vor allem Frauen ab dem dritten oder vierten Lebensjahrzehnt, betroffen sind. Zu seinen Symptomen zählen u. a.:

* Antriebslosigkeit
* Schlaf- und Konzentrationsstörungen
* chronische Erschöpfung und schnelles Ermüden
* Depressionen, Kopfschmerzen
* wandernde Gelenkschmerzen
* Infektanfälligkeit
* Lymphknotenschwellung

Erkennen Sie einige der Symptome wieder? Auffällig ist, dass sie in den bisherigen Darstellungen von Genesungsverläufen einzelner Patienten immer wieder erwähnt wurden. Erkältungen, allergische Reaktionen, Konzentrationsstörungen, Müdigkeit und Energielosigkeit, Kopfschmerzen oder auch Nebenhöhlenbeschwerden kommen in fast allen Berichten vor: Nach OPC-Einnahme waren diese Symptome verschwunden. Die meisten Menschen berichten zudem von einer Steigerung ihrer Vitalität. Ganz offensichtlich stabilisiert OPC das Immunsystem.

**Fallbeispiel:
Asthma, Abwehrschwäche, Verstopfung**

Eine Mutter schreibt:
»Als mein Sohn zweieinhalb Jahre alt war, wurde bei ihm Asthma festgestellt. Er bekam die Windpocken und keuchte und hustete,

was sich im Laufe der Zeit immer mehr verschlimmerte. Innerhalb eines Jahres musste er vier Mal ins Krankenhaus, wo er jeweils zwei bis drei Tage blieb. Man verschrieb ihm steroidhaltige Inhalationen.

1995 machte meine Kusine mich mit OPC bekannt. Sie kaufte welches, damit mein Sohn es einmal ausprobiere. Nachdem er eine Schachtel (täglich zwei Tabletten à 20 mg) aufgebraucht hatte, konnte ich feststellen, dass er nicht mehr so oft keuchte. Die Asthmaanfälle kamen aber immer noch. Ich kaufte weiteres OPC, das ich meinem Sohn regelmäßig gab. Nach einem Jahr musste er nicht mehr ins Krankenhaus gebracht werden.

Früher bekam er häufig Fieber, aber das verschwand ebenso wie die regelmäßigen Erkältungen und Grippen. Sein Immunsystem hat sich enorm verbessert. Er reagiert nicht mehr so empfindlich auf Staub, wogegen er allergisch ist. Außerdem habe ich festgestellt, dass er eine regelmäßige Verdauung hat, seit er OPC nimmt, während er vorher zu Verstopfung neigte.

Ich möchte jedem Asthmatiker OPC empfehlen. Es ist ein Lebensretter!«

Tumorbildung

In seinem US-Patent von 1987 erwähnt Masquelier den Einfluss freier Radikale auf das Tumorwachstum und weist auf die indirekte Schutzwirkung von OPC gegen Krebs hin. Er hatte bereits Wissenschaftler aufgefordert, sich intensiv mit dem Zusammenhang zwischen Krebserkrankung und OPC zu beschäftigen, da Krebs sich in einem erschöpften oder gestressten Organismus schneller ausbreitet.

Allerdings möchte ich hier auf Masqueliers vorsichtige Formulierung verweisen: »Mir ist bewusst, dass man bei Krebspatienten leicht falsche Hoffnungen weckt.« Masquelier wendet sich mit seinen Äußerungen über Krebs

149

also an Mediziner und weniger an Laien. In diesem Zusammenhang ist sicherlich erst noch weitere Forschungsarbeit zu leisten.

Dieses Kapitel möchten wir mit der Schilderung eines Mannes beenden, dessen gesamte Familie unter der Wirkung von OPC in verschiedenen Bereichen Besserung erfuhr.

Fallbeispiel:
OPC für die ganze Familie

Fernandus F., St. Pölten, Österreich, erklärt:

»Unsere ganze Familie nimmt seit ungefähr drei Jahren regelmäßig OPC.

Bei meiner Frau Christiane (38) verschwanden eine Reihe von allergischen Reaktionen wie Heuschnupfen, Nasenrinnen, tränende Augen, Niesen und ständige Müdigkeit. Besonders Letztere verschwand wie von Zauberhand. Christiane verfügte plötzlich über Energien, die früher undenkbar waren. Auch nach der Geburt unserer Tochter war alles in Ordnung. Weder hatte Christiane Zahnfleischbluten noch Haar- oder Zahnausfall, wie wir es von anderen Frauen gehört hatten. Sie bekam auch keine Schwangerschaftsstreifen, und unsere Tochter besaß so gute Abwehrkräfte, dass sie von einer Grippe, die laut unserer Kinderärztin jedes Kleinkind bekam, verschont blieb.

Mein Vater Wilhelm (69) hatte Gelenkprobleme und war in seiner Bewegung stark eingeschränkt. Auch war er ständig müde und kraftlos, so dass er sich nach dem Mittagessen zwei Stunden ausruhen musste. Nach der regelmäßigen Einnahme von zuerst acht, später dann nur noch vier OPC täglich verschwanden sämtliche Beschwerden. Seine Vitalität und blühende Ausstrahlung fällt seither vielen auf, die ihn kennen.

Auch ich selber kann eine markante Verbesserung meines Zustandes vermelden: Mein rechtes Schultergelenk war in seiner Funk-

150

tion sehr eingeschränkt. Ich konnte den Arm nur unter Schmerzen nach oben strecken, und die Knie knackten hörbar. Nach regelmäßiger OPC-Einnahme verschwanden diese Symptome. Eines Tages ging uns OPC aus, und wir bekamen es erst vier Wochen später.«
Christiane: »In den ersten Tagen fiel mir nicht viel auf. Nach einer Woche aber waren die Allergien wieder da: Ich musste niesen, mich ständig schnäuzen und die Augen tränten. Auch die Müdigkeit kam zurück, und bei meiner täglichen Arbeit ging nichts vorwärts.«
Wilhelm: »Ich habe Diabetes. Die Müdigkeit kam nach ungefähr vier Tagen, und ich wurde wieder vergesslich. Ich mochte nicht mehr so viel lesen wie vorher, da mir die Augen schmerzten. Hatte ich zuvor gern mein Enkelkind getragen, so fehlte mir nun die Kraft dazu. Alle meine Gelenke schmerzten, so dass ich vom Internisten zur näheren Abklärung ins Krankenhaus eingewiesen wurde. Die Untersuchungen dort blieben ohne Befund. Als ich endlich wieder OPC einnehmen konnte, verdoppelte ich die Dosis. Bereits am zweiten Tag kam die Lebensfreude wieder zurück. Alle Beschwerden verschwanden, und ich kann nun mit meinem Enkel wieder spielen und ihn auch tragen.«
Fernandus: »Mein Schultergelenk war nach Einnahme von acht Kapseln schmerzfrei. Auch mein Knie fühlt sich an, als hätte es ein neues Gelenk bekommen. Alle Schmerzen sind verschwunden.«

Teil V
Schönheit von innen:
Mit OPC den Kampf
gegen die Falten gewinnen

Als ich zum ersten Mal von OPC hörte und die ersten Forschungsberichte gelesen hatte, war ich an diesem »Wunder«-Mittel hochgradig interessiert. Krank war ich zwar nicht, aber der Verheißung eines verlangsamten Alterungsprozesses kann wohl kaum jemand widerstehen. Jedenfalls wollte ich am eigenen Leib erfahren, was es mit der versprochenen »Schönheit von innen« auf sich hatte. Ich bestellte mir ein Päckchen und nahm täglich 50 mg. Nach drei Tagen fand ich meine Haut viel glatter – oder bildete ich mir das ein, weil ich ja diesen Verschönerungsprozess erwartete? Am Abend des vierten Tages stellte ich angenehm überrascht fest, dass meine zuvor schrecklich rauen Hände – ich hatte gerade einen Umzug hinter mir, und ununterbrochener Kontakt mit Staub und Putzwasser hatte seine zerstörerischen Spuren hinterlassen – plötzlich samtweich und glatt waren. Diese Wirkung verstärkte sich in den nächsten Tagen noch. Obwohl ich mich in meinen neuen Räumen in trockener Heizungsluft befand, waren meine Hände so glatt und geschmeidig, dass es nicht einmal mehr nötig war, sie einzucremen. Gleiches stellte ich für die Haut am ganzen Körper fest. Und erst da wurde mir der Zusammenhang mit den eingenommenen OPC-Kapseln bewusst.

Angesichts dieser schnellen und deutlichen Reaktion wurde ich richtig aufgeregt, bestellte drei weitere Packungen, die ich an meine Mutter und zwei Freundinnen verteilte mit der strengen Maßgabe, die Kapseln regelmäßig einzunehmen. Mehr sagte ich nicht dazu, denn ich wollte niemanden beeinflussen. Glücklicherweise haben alle drei Frauen so großes Vertrauen zu mir, dass sie auch ohne Erklärung die Kapseln schluckten und sich bald schon bei mir meldeten.

Den Hautglättungseffekt bestätigten alle drei. Eine Freundin gestand, dass sie seit längerer Zeit beim Zähneputzen Zahnfleischbluten gehabt hatte, was bereits nach wenigen Tagen der OPC-Einnahme nicht mehr auftrat.

Nun handelt es sich bei uns vier »Testpersonen« um eine wenig repräsentative Gruppe, aber einer solchen bedurfte es auch gar nicht mehr angesichts der Forschungsliteratur.

Ein bis zwei Kapseln OPC am Tag – und die Haut bleibt jung und geschmeidig

Verlangsamung des Alterungsprozesses

Kann OPC den Alterungsprozess anhalten, gar rückgängig machen? Sicherlich nicht. Aber es kann ihn deutlich verlangsamen und vorzeitige Alterserscheinungen verhindern, körperliche ebenso wie geistige. Dies hängt mit seiner antioxidativen Wirkung zusammen, und was den kosmetischen Aspekt betrifft, natürlich auch mit seiner Kollagen schützenden Wirkweise.

Erinnern Sie sich an die Leiterstruktur von Kollagen (siehe Seite 84). Die Sprossenbildung garantiert Festigkeit und Elastizität des Bindegewebes. Mit zunehmendem Alter werden oft überkreuzte Sprossen gebildet, was sich äußerlich durch eine weniger geschmeidige und vor allem faltigere Haut bemerkbar macht. Man braucht nur die zarte, glatte Babyhaut mit der eines alten Menschen zu vergleichen. Beim Baby ist das Kollagen so elastisch, dass es das Kind vor Stößen schützt. Beim alten Menschen hat es seine Elastizität verloren; die Folgen sind Degenerationserscheinungen und Erkrankungen.

OPC verstärkt nicht nur die Bildung von Kollagen, es kann auch Kollagen reparieren und dadurch das unvermeidliche Altern von Gewebe und Zellen stark verlangsamen.

Dabei geht OPC auf dreierlei Weise vor.

Dreifacher Schutz gegen das Altern

1. OPC reguliert die »Sprossenbildung« des Kollagens, d. h. es sorgt dafür, dass das Bindegewebe und die Gefäße einerseits nicht zu schwach und durchlässig und andererseits nicht zu fest und starr werden.

2. Bei der Produktion und Erneuerung von Kollagen ist Vitamin C ein wesentlicher Faktor. Fehlt Vitamin C, so wird Kollagen im Körper zerstört. Die Wirkungen sind dieselben wie für den Skorbut beschrieben. Wie bereits dargestellt, ist OPC der stärkste Co-Faktor von Vitamin C: Unter seiner Wirkung braucht der Körper nur noch ein Zehntel an Vitamin C, um dessen Aufgaben voll zu erfüllen. OPC sorgt also für einen starken Kollagenaufbau, selbst wenn der Körper nicht genügend Vitamin C erhält.

3. Kollagen und Elastin haben einen natürlichen Feind im Körper: Enzyme. Diese greifen die Proteinketten von Kollagen und Elastin an und machen die Gefäß-

wände brüchig und zu stark durchlässig. Das an das Kollagen gebundene OPC wehrt diesen Angriff ab. Die (natürliche) Kollagenzerstörung durch Enzyme wird durch OPC verhindert.

Sie wollen einen Beweis für die Schutzwirkung von OPC auf das Kollagen? Masquelier wollte ihn auch und machte einen ganz einfachen Test. In heißem Wasser zieht sich Kollagen innerhalb von zehn Sekunden zusammen. Wenn man auf die Kollagenfaser aber zuvor OPC gibt, zieht sie sich langsamer und in weitaus geringerem Ausmaß zusammen, nämlich erst nach 210 Sekunden und nur um ein Zwanzigstel der unbehandelten Kollagenfaser! Dieser Test wurde übrigens auch noch mit Kollagenfasern gemacht, die jeweils mit Tanninen, Katechinen und Bioflavonoiden behandelt waren. OPC schnitt eindeutig am besten ab. Auch Tannine und Katechine wiesen eine, wenn auch geringere, Schutzwirkung für Kollagen auf, während die Bioflavonoide offenbar überhaupt keinen Einfluss auf die Stabilität von Kollagen hatten.

»Sie wird auch immer jünger!«

OPC ist im wahrsten Sinne des Wortes ein Verstärker für die Jugendlichkeit unserer Haut. Es hält den unausweichlichen Schaden durch Alterung immerhin in Grenzen. Durch die Stärkung von Kollagen bleiben sämtliche Gewebe und – besonders sichtbar – die Haut kräftig, während die positive Wirkung von OPC auf Elastin zusätzlich die Hautgeschmeidigkeit erhält oder wieder herstellt. Die regelmäßige Einnahme von OPC lässt unsere Haut über die natürliche Zeit hinaus jugendlich bleiben. Nicht ein »Oje, die ist aber um Jahre gealtert!«, sondern »Sie wird auch immer jünger!« sollte die normale Reaktion von Leuten sein, die Ihnen nach längerer Zeit wieder einmal begegnen.

Schönheit von innen ist natürlich auch immer Schönheit von außen. Die Kollagen-Elastin-Synthese Ihrer Haut lässt sich durch nichts umfassender verbessern als durch die Einnahme von OPC. Natürlich kann man es zusätzlich auch äußerlich anwenden. Zu der Produktpalette, die Masqueliers OPC enthält, zählt auch Creme. Wenn man OPC außen aufstreicht, wirkt es vor allem in den äußeren Hautschichten, wo es für Glättung und Straffung sowie Schutz vor freien Radikalen sorgt.

Die Hautgesundheit und -elastizität, die grundsätzliche Frage, ob Sie trockene oder feuchte Haut haben, all dies kommt von innen und ist abhängig von den Nährstoffen, die dem Körper zugeführt werden. Insofern ist die Einnahme von OPC viel wichtiger als die äußere Anwendung. Dennoch haben Forschungen gezeigt, dass die lokale Anwendung von OPC vor Entzündungen sowie Auswirkungen freier Radikale auf der Haut schützt, Sonnenschäden entgegenwirkt und die Haut jung und glatt erhält.

OPC-haltige Kosmetik – selbst gemacht

In einer deutschen Klinik wurde die lokale Wirkung von OPC nach kosmetischem Hautpeeling und Dermabrasionsbehandlungen (kosmetische Narbenkorrektur durch Abschleifung) getestet. Festgestellt wurden dabei auffälliger Hautschutz, verbesserte Zellregeneration und eine allgemeine Verbesserung des kosmetischen Erscheinungsbildes. OPC wirkt also auch äußerlich auf der Haut, weswegen es eine wohltuende kosmetische Bereicherung ist.
Bei der Zubereitung einer OPC-haltigen Creme ist unbe-

dingt erforderlich, dass das verwendete OPC nach einem standardisierten Verfahren hergestellt worden ist, sonst ist die Konzentration zu gering.

Schönheit von innen und außen

Auch wenn die Einnahme von OPC ausreicht, um die Haut frisch und geschmeidig zu erhalten, werde ich immer wieder gefragt, ob man OPC nicht auch äußerlich auftragen kann, um den Schönheitseffekt zu verstärken. Das ist tatsächlich möglich. Vielleicht möchten Sie einmal testen, wie Ihre Haut auf ein OPC-haltiges Öl oder eine OPC-haltige Creme reagiert. Dann empfehle ich, einige der nachfolgenden Rezepte auszuprobieren. Erschrecken Sie nicht, wenn Öle oder Wasser nach Zugabe von OPC sich rötlich verfärben. Das ist eine natürliche Reaktion (siehe Anhang).

OPC-haltige Gesichtsmasken

Mit einer Gesichtsmaske können Sie Ihre Haut entgiften und entschlacken. Die angerührte Mischung wird unter Aussparung von Augen, Nase und Mund auf die Gesichtshaut aufgetragen und nach 15 bis 30 Minuten mit warmem Wasser abgewaschen.
Grundzutaten für Gesichtsmasken sind ein Eigelb, tropfenweise in das Eigelb gerührtes, kaltgepresstes Pflanzenöl sowie ein Spritzer Zitrone. Ein Teelöffel Honig wirkt sich glättend auf die Haut aus. Je nach Hauttyp kann man noch weitere Stoffe hinzusetzen, etwa mit einem passend gewählten ätherischen Öl gezielt auf den Hauttyp eingehen.[16] Der Zusatz von 50 bis 100 mg OPC-Pulver in die Basis der Maske tut jeder Haut gut, ob normal, trocken, fett, entzündlich oder Mischhaut.

---

16 Eine Vielzahl an Rezepten für jeden Hauttyp bietet mein Buch: Öle für Körper und Seele, München 1997.

Rezepte zum Selbermachen:

Gesichtswasser mit OPC

Für die tägliche Reinigung und Klärung der Gesichtshaut kann man das Gesichtswasser mit OPC anreichern.

Lösen Sie 50 mg OPC (eine Kapsel aufschneiden und Pulver benutzen bzw. eine OPC-Tablette pulverisieren) in 50 ml Rosenwasser (in Apotheken oder Drogerien erhältlich) auf. Verschütteln Sie das OPC-Rosenwassergemisch, bevor Sie morgens und abends einen Wattebausch damit tränken und Ihr Gesicht reinigen.

Das Rosenwasser klärt und erfrischt die Haut, und das OPC macht sie geschmeidig.

Körperöl für die trockene Haut

In Fettphasen lässt OPC sich nur frisch verarbeiten, z. B. in Cremes oder Körperölen.

Verrühren Sie 50 g OPC-Pulver in einer Mischung aus je 25 ml Weizenkeim- und Nachtkerzenöl und reiben Sie nach dem Duschen den ganzen Körper mit dieser Lösung ein. Besonders im Winter, wenn die Haut durch die Heizungsluft stark austrocknet, ist diese Mischung zu empfehlen. Falls Sie an Füßen und Ellbogen zusätzlich unter Verhornung leiden, können Sie dieser Mischung drei Tropfen ätherisches Teebaumöl zusetzen. Mit diesem OPC-haltigen Ölgemisch übersteht Ihre Haut auch den härtesten Winter samtweich und geschmeidig. Nicht größere Mengen im Voraus produzieren, sondern jedes Mal frisch zubereiten. (In Masqueliers OPC-Creme wurde OPC durch ein spezielles Verfahren fettlöslich gemacht, so dass es auch in einer haltbaren Creme für den täglichen Gebrauch zur Verfügung steht.)

Gesichtsmaske für die fette Haut

Verrühren Sie 2 EL Heilerde (Apotheke, Drogerie) mit einem Eigelb, 2 TL Mandelöl, 1 bis 2 EL Kamillentee, je 1 Tropfen ätherisches Kamillen- und Teebaumöl und 100 mg OPC.

Wenn man bedenkt, dass die Kosmetikindustrie nicht nur Unsummen in die Herstellung von kollagenhaltigen und -stimulierenden Cremes und Lotionen investiert und ihrerseits stolze Preise für derartige Produkte verlangt, so sind die Kosten für eine Packung OPC vergleichsweise gering. Bereits die tägliche Einnahme von ein bis zwei solcher Kapseln und die Verwendung der Creme im Gesicht, Dekolleté-Bereich und an sensiblen Stellen reicht aus, um den vollen Kollagenschutz zu erhalten. Das bedeutet, dass man preiswert seiner Haut die bestmögliche Pflege gibt, tags und nachts, inklusive Faltenschutz; abgesehen von den anderen gesundheitlichen Wirkungen, die OPC überall im Körper hat. Ich wüsste keine Creme, die damit konkurrieren kann — und schon gar nicht zu einem solchen Preis.

Teil VI
OPC für Tiere

Die heilenden, regenerierenden und pflegenden Eigenschaften, die OPC für den Menschen entfaltet, helfen Tieren in gleicher Weise. Besonders gute Wirkungen erzielt es beim Einsatz zur Wundheilung sowie bei entzündlichen und allergischen Prozessen.

Da die meisten Tiere Vitamin C in hohen Mengen selbst herstellen, spielt OPC hier weniger als dessen Co-Faktor eine Rolle als vielmehr durch seine Fähigkeit, Kollagen zu schützen und seinen Aufbau zu unterstützen.

Insofern ist die Zugabe von OPC ins Futter eine sehr gute Möglichkeit, das Fell zu pflegen und im Fall von Wunden zu heilen. Sowohl bei kleineren Haustieren als auch bei Pferden hat sich OPC bewährt und in Einzelfällen sehr gute Heilungsergebnisse erzielt.

Dosierung

Die Dosierung von OPC bei Tieren richtet sich – ebenso wie bei Menschen – nach ihrem Gewicht.

In akuten Fällen gibt man pro Kilo Körpergewicht bis zu 3 mg täglich. D. h., ein 20 kg schwerer Hund würde bis zu 60 mg täglich erhalten. Eine Katze mit einem Gewicht von fünf Kilogramm braucht bis zu 15 mg OPC täglich.

Bei regelmäßiger Gabe ins Futter zur Vorbeugung reicht die Hälfte der genannten Mengen.

Risswunden im Hundefell

Der wilde Mischling meiner Nachbarin hat wohl von jedem seiner vielen Vorfahren ein wenig geerbt, am stärksten herrscht jedoch sein Jagdinstinkt vor.

Dem verdankt sein Frauchen so manche Aufregung, wenn er nämlich »ausbüchst« und erst nach Stunden harmlos tuend wieder heimkehrt – zufrieden, wenn auch völlig verstrüppt und manchmal mit Risswunden.

Nachdem er letztens wieder einmal blutend nach Hause kam und sich an einem Stacheldraht einen tiefen Riss zugezogen hatte, wurden ihm zweimal täglich 20 mg OPC-Pulver in etwas Wasser gelöst und ins Futter gemischt.

Tatsächlich schloss sich die Wunde nach wenigen Tagen doppelt so schnell wie gewöhnlich, und das Fell erhielt einen neuen Glanz.

OPC gegen Fleckenekzem und für ein glänzendes Fell

Von einem Pferdebesitzer erfuhren wir, dass er seiner fünfjährigen Stute OPC ins Futter gegen ein Fleckenekzem mischte, das sich hartnäckig immer wieder gebildet hatte. Seit die Stute als regelmäßigen Nahrungsbestandteil Masqueliers OPC bekam, war das Ekzem nicht wieder aufgetreten. Auch dieser Mann erklärte, dass das Fell seither besonders dicht und glänzend wirke.

Übrigens bestätigten mir Pferdehalter, dass eine Dosierung nach Körpergewicht nicht machbar, aber auch nicht nötig sei. Die Pferde reagierten in der Regel auf sehr viel niedrigere Dosen, die durch Testen ermittelt werden.

Anhang

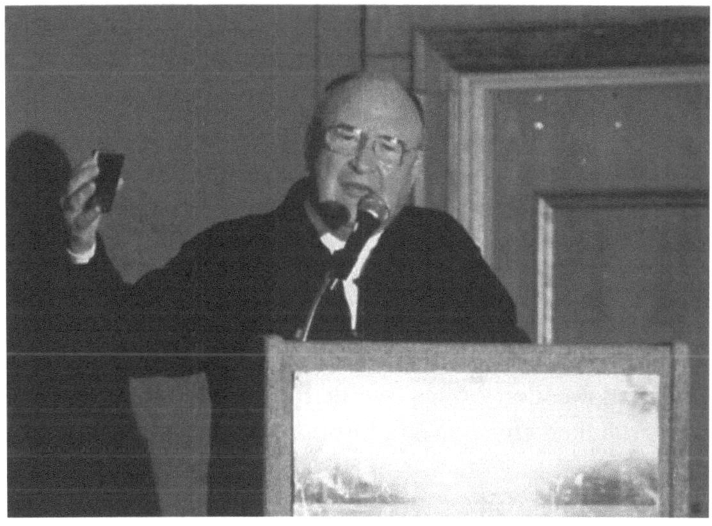

Dr. Jack Masqueliers Vortrag in Baltimore am 18.10.1996

Meine Damen und Herren,
ich freue mich sehr über die Gelegenheit, heute hier in Baltimore vor einem so erlesenen Publikum zu sprechen. Ich hoffe, Ihr Interesse an dem Warum, Wann und Wie meiner Entdeckung von OPC wecken zu können, jenen pflanzlichen Substanzen, über die ich, wie ich gestehen muss, nun schon seit fast einem halben Jahrhundert arbeite.

Aber mit diesen Stoffen zu arbeiten, hat seinen eigenen Zauber und ermangelt auch nicht einer gewissen Poesie, da ich, wie Sie sehen, diesen Vortrag damit beginne, Ihnen einige schöne Blumen zu zeigen. *[Zur Veranschaulichung zeigte Professor Masquelier farbige Dias von Pflanzen, chemischen Formeln u. Ä., auf die er im Verlauf des Vortrags gelegentlich verweist.]*

Die Substanzen, denen ich 50 Jahre meines Lebens als Professor und Forscher gewidmet habe, gehören zu der großen Gruppe der Polyphenole. Das sind pflanzliche Substanzen, und wie wir alle wissen, ist die Pflanzenwelt Ursprung der Tierwelt und somit Ursprung allen irdischen Lebens. Um Leben zu erschaffen, ist eine beträchtliche Synthesekraft erforderlich, und zwar so sehr, dass Pflanzen außergewöhnlich reich an chemischen Komponenten sind und wir, wenn wir etwa von Pycnogenolen oder Polyphenolen sprechen, uns sofort Listen von vielen Hunderten Bestandteilen gegenübersehen. Wenn wir also nicht bei einem veritablen chemischen und physiologischen Turm von Babel enden wollen, werden wir bei diesen zahllosen Bestandteilen eine gewisse Ordnung schaffen müssen.

Ich möchte Ihnen daher einen sehr kurzen Kurs über die Chemie von Pflanzen geben, genauer gesagt, über Polyphenole. Polyphenole sind farbige Substanzen, oder zumindest sind die Polyphenole, die Pflanzenpigmente sind, farbig. Lassen Sie mich Ihnen ein Beispiel geben. Diese Blume ist rot, weil ihre Blüten das enthalten, was als Anthocyan oder anthocyanische Pigmente bekannt ist, vom griechischen »anthos«, was Blume bedeutet, und »kyanos«, was blau bedeutet. Nun werden Sie einwenden, dass der Name ziemlich schlecht gewählt ist, weil die Blume doch rot ist, der Name jedoch blaue Blume bedeutet. Doch er leitet sich von dem ersten bekannten Anthocyan ab, das aus der Kornblume gewonnen wurde, die ja blau ist. Ein typisches Merkmal von Anthocyanen ist, dass sie in Säure rot und in alkalischen Umgebungen blau sind. Wir müssen also bedenken, dass die riesige Gruppe der Polyphenole eine Anzahl von roten und blauen Pigmenten umfasst, die Anthocyane.

Betrachten wir nun eine weitere Gruppe der Polyphenole, die gelben Pigmente. Gelb heißt auf Lateinisch »flavus«, daher der Name »flavonische Pigmente«, von denen es unzählige Arten gibt. Seit jeher werden diese Substanzen als Drogen verwendet, das Wort »flavonisch« hat im Laufe der Zeit eine sehr breite Bedeutung innerhalb der Pharmazie und Medizin angenommen, und es ist üblich geworden, von Flavonoiden zu sprechen. Flavonoid ist ein sehr praktischer Oberbegriff, aber es ist nicht ganz klar, was er abdeckt. Das Suffix -oid bezeichnet »Form« oder »Ähnlichkeit«. Humanoid beispielsweise bedeutet, dass etwas dem Menschen ähnelt. Aber bei Flavonoiden hat sich die schlechte Angewohnheit eingeschlichen, dass darunter auch große Mengen an Molekülen subsumiert werden, die überhaupt nichts mit gelben Pigmenten zu tun haben. Ich sage dies hier, um Ihnen eine allgemeine Vorstellung zu geben und Sie praktisch vor dem unmäßigen Gebrauch des Begriffs Flavonoid zu warnen. Man sollte immer spezifizieren, welches Flavonoid gemeint ist.

Zusätzlich zu den roten Pigmenten, den Anthocyanen, und den gelben Pigmenten, den Flavonen oder Flavonoiden, gibt es eine Anzahl von Pflanzen, die offenbar nur durch Chlorophyll pigmentiert sind, jenem grünen Pigment, das die Blätter in die Lage versetzt, eine organische Synthese zu leisten. Sie sehen hier einige Fotos von Traubenblättern. Diese Blätter verbergen etwas wirklich Besonderes, nämlich Procyanidine oder Proanthocyanidine, die Substanzen, über die ich viele Jahre geforscht habe. Auch sie sind Polyphenole, aber farblose. Sie sehen also, dass der Begriff Polyphenol in eine ganz große Tüte passt, eine ganze Rumpelkammer voller Stoffe, und dass Genauigkeit bei diesem Thema absolut notwendig ist. Man muss wissen, ob ein Polyphenol farbig ist oder nicht, ob es ein Pigment ist – ein blaues, gelbes, rotes Pigment usw. – oder ob es überhaupt nicht pigmentiert ist. Gerade jetzt führt die Natur uns vor, dass viele grüne Blätter im Herbst rot werden. Der Grund hierfür ist, dass sie Proanthocyanidine enthalten.

Man kann mit einem sehr einfachen Experiment das Vorkommen von Proanthocyanidinen nachweisen. Dafür ist eine Investition von, sagen wir, 30 Dollar für Material erforderlich, mehr nicht. Aber die Tatsache, dass das Experiment billig ist, macht es noch lange nicht ungültig. Zudem ist es ein sehr einfach durchzuführendes Experiment. Man schneidet ein Traubenblatt in kleine Stücke, gibt es in einen Erlenmeyer-Kolben, fügt eine verdünnte Mineralsäure, eine zehnprozentige Salzsäurelösung, hinzu und erwärmt das Ganze. Während es erwärmt wird, erscheint eine Rotfärbung. Nach der Filtration kann man diese Färbung in einer Lösung gewinnen, und wenn man die Lösung mit Isoamylalkohol verschüttelt, steigt die gesamte rote Färbung nach oben. So verhalten sich Proanthocyanidine; oder vielmehr, so verhalten sie sich im Labor. Wann immer diese Proanthocyanidine intensiv mit einer Mineralsäure behandelt werden, verwandeln sie sich in Anthocyane, in rote Pigmente.

Sobald diese Proanthocyanidine in ihrer reinen Form isoliert sind, kann man das Experiment im Labor wiederholen, und jedes Mal, wenn man sie in Gegenwart von Säure erhitzt, verwandeln sie sich in ein rotes Pigment, ein Anthocyan. Deshalb werden diese Substanzen Proanthocyanidine genannt, weil sie die Vorläufer von Anthocyan sind.

Es ist sehr deutlich, dass in der Natur – und bedauerlicherweise können wir hier drinnen das schöne Schauspiel nicht sehen, das die Natur draußen aufführt, auch wenn Sie wissen, wie es aussieht, da es sich direkt unter Ihren Augen abspielt – ein roter Ahornwald seine typische Herbstfärbung annimmt. Aber was geschieht in diesen Ahornblättern, wenn sie sich im Herbst rot färben? Auch sie produzieren rotes Anthocyan. Diese Verwandlung wurde jedoch nicht durch die Zugabe von Salzsäure ausgelöst. Und es ist gleichermaßen klar, dass, weil die Blätter im Begriff sind zu sterben, wir hier keine Synthese, sondern eine schlichte Verwandlung vor uns haben, die Verwandlung von Procyanidin in Anthocyan. Nach dieser Klarstellung können wir das Problem nun genau fassen. Man kann das Vorliegen dieser Moleküle auf zwei Arten beweisen, die ich im Laufe meines Lebens ausgiebig studiert habe. Erstens im Labor: Man nimmt ein kleines Pflanzenfragment, erhitzt es in saurer Umgebung, und wenn es sich rötet, liegt eine Anthocyan-Produktion vor. Die zweite Beweisführung besteht darin, geduldig auf den Herbst zu warten und zu beobachten, ob die Blätter an den Bäumen rot werden. Dann weiß man, dass die betreffende Pflanze Proanthocyanidine absondert.

Ich will Sie nicht mit den chemischen Formeln dieser Substanzen belästigen, ich will Ihnen nur bewusst machen, dass diese Phänomene in Pflanzen vorkommen, die Katechine synthetisieren können. Katechine sind Polyphenole; sie sind zugleich ein weiteres Mitglied der riesigen und äußerst komplexen und vielfältigen Gruppe der Polyphenole. Katechine sind Monomere, und ich stelle sie hier als einen Kreis mit dem Buchstaben K dar. *[Hier bezog sich Masquelier auf die Abbildung einer chemischen Formel.]* Einige Pflanzen synthetisieren nur Katechine. Ein sehr bekanntes Beispiel ist Tee. Grüner Tee enthält Katechine und sonst nichts. Diese Katechine mögen in ihrer Komplexität schwanken, aber es sind alles Monomere. Hingegen wird in anderen Pflanzen, etwa der Weintraube, dem Ahorn und vielen anderen, das Katechinmonomer synthetisiert, und dann verbindet es sich zu Zweier-, Dreier-, Vierer- und manchmal Fünfergruppen, wenngleich dies selten vorkommt. Diese Gruppen sind als oligomere Procyanidine bekannt, oder OPC. Sie stehen im Zentrum meiner Studien, und über sie möchte ich heute ausführlich sprechen.

Wie Sie sehen, habe ich Katechin mit dem Buchstaben K gekennzeichnet. Haben Katechine, die sich durch Kohlenstoff-Kohlenstoff-Brücken verbunden haben, OPC gebildet, verlieren sie ihre Identität als Katechine und werden zu procyanidolischen Einheiten. Aus diesem Grund habe ich den Buchstaben K durch den Buchstaben E ersetzt. Dies soll Ihnen eindeutig klarmachen, dass jede Einheit ihre Katechin-Identität verliert, wenn OPC gebildet wird.

Gezeigt werden soll hier, dass wir es mit etwas anderem als einem kondensierten Katechin zu tun haben. Diesen Katechinen, die mittels einer Kohlenstoff-Kohlenstoff-Brücke und einem anderen Katechin wie eine Einheit miteinander in einer E-Form verbunden sind, ist zu eigen, dass man beim Zerbrechen der Kohlenstoff-Brücke keine Katechine, sondern Anthocyane erhält. Dies ist die Reaktion, die ich Ihnen gezeigt habe, das berühmte 30-Dollar-Experiment, das zwar nicht besonders seriös wirken mag, aber trotz der bescheidenen Kosten sehr interessant ist und das Sie hier sehen. Es zeigt, dass Dimere, d. h. zwei durch eine Kohlenstoff-Brücke miteinander verbundene Katechine, ihre unterschiedlichen Identitäten völlig verlieren. Es ist so, als ob Fräulein Durand und Herr Dupont heirateten und nach der Eheschließung weder eine Spur von Dupont noch Durand zu finden wäre, sondern dass sie einen neuen Namen angenommen hätten. Sie sind immer noch zwei Individuen, zwei Menschen, aber die sie verbindende Ehe hat dazu geführt, dass sie ihre frühere Identität aufgegeben haben. Wichtig ist zu bedenken, dass wir es mit einer völlig anderen Substanz zu tun haben, wenn Dimere, Trimere usw. – also OPC – gebildet werden. Mit anderen Worten: Wenn die Natur beschließt, eine Pflanze, z. B. Teeblätter, ausschließlich Katechine hervorbringen zu lassen, stellt sie sicher, dass diese Katechine ganz bestimmte sind. Es ist falsch, von Tannin im Tee zu sprechen. Teeblätter enthalten nur Katechine. Diese mögen mehr oder weniger variiert sein, aber dennoch bleiben sie alle Katechine. In Trauben- und Ahornblättern hat die Natur beschlossen, die Katechine in OPC zu verwandeln, und hat unter diesen Bedingungen neue Individuen hervorgebracht. Sowohl von einem chemischen wie auch medizinischen oder physiologischen Gesichtspunkt aus dürfen wir Katechine nicht mit OPC verwechseln.

Ich will Ihnen ein Beispiel geben, das ich sehr gut kenne, weil ich, wie Sie wissen, aus einer Gegend in Frankreich komme, wo viel Wein produziert wird. Und dazu noch sehr guter Wein, wenn Sie mir diese Bemerkung erlauben, fast so gut wie die Napa-Valley-Weine. Die Synthese, die in Wein stattfindet, oder vielmehr im Traubenblatt, ist besonders komplex, weil das Traubenblatt nicht nur Monomere, d. h. Katechine, sondern auch Oligomere produziert, die, wie wir gesehen haben, durch eine Kohlenstoff-Kohlenstoff-Brücke verbundene Katechine sind und zu OPC verwandelt wurden. Über diese Verbindung von zwei, drei, vier, ganz selten fünf Katechinen hinaus erhalten wir Polymere. Sie sind kein OPC mehr, sondern Polymere, weil über eine gewisse Verdichtung hinaus diese Substanzen zu Tanninen werden. Und auch hier müssen wir mögliche Verwechslungen vermeiden. Sie sehen nun, wie komplex die Chemie der natürlichen Substanzen ist! Allgemein ist der Eindruck verbreitet, dass alles Natürliche gut, rein, einfach und leicht zugänglich ist. Aber die Chemie der natürlichen Substanzen ist einer der schwierigsten Chemiezweige. Wir dürfen keinesfalls ein Katechin mit einem Tannin verwechseln, und doch geschieht dies leicht, weil wir beispielsweise vom Tannin im Tee sprechen, was ein großer Irrtum ist. Tee enthält Katechine und sonst nichts. Kein Tannin.

Aber wir dürfen auch nicht glauben, dass es keinen Unterschied zwischen OPC und Tannin gebe. Tannin ist ein riesiges Molekül, das, physiologisch gesprochen, nicht länger interessant ist. Meiner Meinung nach wird Tannin wegen der einzig wertvollen Eigenschaft benutzt, die es aufweist und die seit langem bekannt ist: seine Wirkung gegen Durchfall. Tannine sind jedoch nicht in der Lage, die Darmschranke zu passieren, und daher nicht bioverfügbar. Wir sollten uns also von den Tanninen abwenden und mehr auf die richtigen Oligomere konzentrieren, kleine Gruppen von zwei, drei, vier und sehr selten sogar fünf Katechinen, die durch eine Kohlenstoff-Kohlenstoff-Brücke miteinander verbunden sind und eine anthocyane Reaktion auslösen. Diese bedeutet, dass sie unter den zuvor genannten Bedingungen in rote Pigmente verwandelt werden.

1979 prägte ich das Wort »Pycnogenol«, um ein wenig Ordnung in diese hochkomplexe Chemie zu bringen. Wenn wir nämlich von Tanninen sprachen, wussten wir nie genau, was das war. Aus chemischer Sicht – als Chemiker – prägte ich das Wort Pycnogenol. Dieses Wort deckt all diese Substanzen ab, denn es sind alles Substanzen, die sich unter bestimmten Bedingungen miteinander verbinden können. Auf Griechisch bedeutet Pycnogenol »mit der Neigung, sich untereinander zu verbinden, Gruppen mit zunehmender Komplexität zu bilden«. Nun wissen Sie also fast so viel wie ich über dieses Thema, und wenn ich noch weiter fortfahren würde, würde es bald schon kompliziert, und ich verlöre vermutlich Ihre Aufmerksamkeit.

Ich will Ihnen nun etwas über meine Forschung erzählen, darüber, warum ich Erfinder bin, und besonders, warum ich OPC für medizinische Zwecke entdeckte. Sie wissen, dass ein Erfinder nichts aus dem Nichts erschafft. Wenn ich plötzlich ein weißes Kaninchen aus dem Nichts erschaffen könnte, wäre ich ein Schöpfer. Wir alle wissen, dass der Begriff »Schöpfer« für Gott reserviert ist, der ohnehin auf diesem Gebiet unschlagbar ist; es hat daher auch keinen Zweck, sich mit Ihm messen zu wollen. Der Erfinder ist Teil des von Gott geschaffenen Universums. Und wie wir seit Lavoisier wissen, diesem großen französischen Chemiker, der als Vater der modernen Chemie betrachtet wird, wird nichts in dieser Welt erschaffen und nichts verloren, sondern alles verwandelt. Daher verwandelt auch ein Erfinder nur, was in der Natur bereits vorhanden ist. Diese Verwandlung besteht oft in der Entdeckung einer neuen Möglichkeit einer bekannten Substanz. In diesem Sinn war ich ein Erfinder, als ich die therapeutischen Eigenschaften von OPC entdeckte, zu denen ich nun komme.

Ich begann meine Forschung über Erdnüsse. Warum Erdnüsse, werden Sie fragen. Weil Öl aus Erdnüssen gewonnen wird, und das war auch 1945 der Fall. Zu der Zeit war ich ein junger Student und arbeitete an meiner Dissertation. Ich arbeitete deshalb über Erdnüsse, weil Frankreich ziemlich schlecht aus dem Krieg hervorgegangen war. Die USA hatten uns geholfen, unsere Feinde loszuwerden, aber das Land war ausgeblutet. Wir konnten uns damals in Frankreich nicht richtig ernähren. Daher stellte sich die Frage, ob das, was von der Erdnuss nach der Ölextraktion übrig blieb und bis dahin an das Vieh verfüttert worden war, nicht auch zur Ernährung der Franzosen taugte, vorausgesetzt, dass es nützliche Aminosäuren enthielt. Ich war also mit dieser Aufgabenstellung befasst. Um die Aminosäuren zu untersuchen, die nach der Ölgewinnung in der Erdnuss verblieben, musste ich mit einer Säure die Proteine in Aminosäuren zurückführen. Jedes Mal wenn ich eine Säure gebrauchte, tauchte eine rote Farbe auf. Ohne es zu wissen, verursachte ich cyanidolische Reaktionen. Ich wollte wissen, was diese Rotfärbung verursachte, und entdeckte, dass es eine farblose Substanz war, die in der Erdnusshaut vorkam, eine Substanz, die in der Erdnuss selbst entstand und sich anschließend in der Haut konzentrierte.

Kurz gesagt, meine Dissertation nahm allmählich Gestalt an. Dies geschah 1948, um genau zu sein, am 12. Juli 1948. Sie können selbst errechnen, dass ich zu jener Zeit ziemlich jung war, da ich 1922 in Paris geboren wurde. Und doch enthielt diese Dissertation einige neue Fakten über Polyphenole. Tatsächlich formulierte ich zu dieser Zeit die Hypothese, dass sich diese monomerischen Substanzen während des Stoffwechsels mittels einer Kohlenstoff-Kohlenstoff-Brücke miteinander verbanden, um Dimere zu bilden.

Dies war eine meiner ersten Entdeckungen in jener Zeit. Die zweite war folgende: Ich hatte mit Meerschweinchen gearbeitet und ihren Kapillarwiderstand gemessen, nachdem ich ihnen diese aus Erdnüssen isolierte Substanz verabreicht hatte, bei der es sich natürlich um OPC, ein Proanthocyanidin, handelte. Ich bemerkte, dass diese Substanz die Kapillarresistenz der Tiere erhöhte. Aber zu dem Problem der Kapillarresistenz komme ich später noch.

Der für mich wichtige Punkt war: Ich nahm diese Untersuchungen natürlich in einem biochemischen Labor vor, und zwar einem, das einer medizinischen Fakultät angeschlossen war. Mehr oder weniger steht fest, dass ich mich darauf beschränkt hätte, die Chemie dieser Substanzen zu untersuchen, wenn ich in einem Labor gearbeitet hätte, das einer naturwissenschaftlichen Fakultät angegliedert war. Aber da ich nun einmal zufällig an einer medizinischen Fakultät arbeitete, wollte ich wissen, ob diese Substanzen irgendeine physiologische Bedeutung hatten.

Hierbei hatte ich großes Glück, denn ich entdeckte, dass diese Substanzen eine Wirkung auf das Gefäßsystem hatten, dass sie die Kapillarresistenz erhöhten. Und zwar sogar so stark, dass 1950, nachdem ich die Methode hatte patentieren lassen, mit der man diese Substanzen extrahieren kann, das erste auf OPC basierende Medikament auf dem französischen Markt erschien. Es hieß Resivit™ und basierte auf Proanthocyanidinen, die aus Erdnusshäuten gewonnen waren. Wenn Sie nach Frankreich gekommen wären und in einer Apotheke nach Resivit™ gefragt hätten, man hätte es Ihnen mit Freuden verkauft. Natürlich, denn Apotheker verdienten ja ihr Geld damit, aber das zeigt, dass dieses Gefäßschutzmittel Resivit™ seit 1950 in Frankreich verkauft wird, und es ist immer noch auf dem Markt. Die Erdnüsse zur Herstellung von Resivit™ wurden in ihren Schalen aus Afrika importiert. Kurz nach der Einführung von Resivit™ kamen die Erdnüsse jedoch ohne Schalen in Bordeaux an. Die Senegalesen hatten begonnen, sie mit diesem einfachen Gerät zu schälen, und seitdem trafen sie in Bordeaux eben ohne ihre Häutchen ein. Dies bedeutete, dass unsere Quelle an Rohmaterial für das Medikament versiegt war und ich eine andere OPC-Quelle finden musste. Zufällig fand ich sie in dem Pinienwald nahe Bordeaux, der sich vom Süden der Stadt bis hin zur spanischen Grenze zieht. Diese Gegend heißt »Les Landes«, und in der Rinde der Pinien dieser Region fand ich wieder einmal Proanthocyanidine, OPC. Ich erforschte sie und entdeckte eine Methode, mit der man sie gewinnen konnte. Diese Extraktionsmethode war Gegenstand des Patents, das ich 1951 anmeldete. Wie Sie sehen, reicht dies nun schon eine ganze Zeit zurück, und es zeigt deutlich, dass man in Frankreich damals an dieser Substanz interessiert war, zumindest jedenfalls in Bordeaux und in meinem Labor.

Dieses Patent war die Grundlage für Flavan™, ein Arzneimittel, das auf OPC aus Pinienrinde basierte. Aus Pinienrinde gewonnenes OPC hat ebenfalls eine Wirkung auf das Gefäßsystem. Daher ist Flavan™ auch ein Gefäßschutzmittel. Es wird immer noch in französischen Apotheken verkauft und von französischen Ärzten verschrieben.

Um mit den positiven Ergebnissen meiner Forschung fortzufahren: Ungefähr zehn Jahre später kamen wir in meinem Labor auf die Idee, Traubenkerne zu analysieren. Wir entdeckten, dass das in dem Traubenblatt vorhandene OPC von dem Blatt in den Traubenkern wandert und sich dort sammelt. Dadurch wurde der Traubenkern zu einem sehr interessanten Rohstoff für die Extraktion von OPC, besonders, weil er als ein Abfallprodukt der Herstellung von Bordeauxwein billig und reichlich vorhanden war. Nachdem die Trauben bei der Ernte gelesen und gepresst worden sind, findet man wahre Berge an Traubenkernen. Traubenkerne werden manchmal für die Ölgewinnung genutzt, weil Traubenkernöl ein ausgezeichnetes, köstliches Speiseöl ist, reich an mehrfach ungesättigten Fettsäuren. Aber sie können nicht alle für die Ölgewinnung verbraucht werden, es gibt einfach zu viele, so dass die Industrie begann, sie auch als eine neue Quelle für OPC zu nutzen. In einem Traubenkern befindet sich das Öl auf der Innenseite; auf der Außenseite ist eine Zone, die Tannin enthält, und direkt auf der Oberfläche dieser Tanninzone findet man OPC.

Das fassbare Ergebnis all dessen ist ein drittes Arzneimittel, Endotélon™, ein weiteres Gefäßschutzmittel, das auf Traubenkernen basiert, die bei der Herstellung von Bordeauxwein übrig bleiben.

Wie Sie sehen, liegt hier seit Jahrzehnten ein kontinuierlicher Prozess vor, ein Entwicklungsprozess dreier Arzneimittel, die auf natürlichen Substanzen beruhen und alle das gleiche therapeutische Profil aufweisen, nämlich Schutz des vaskulären Systems. Aber wie stellt man diese Schutzwirkung für das Gefäßsystem fest? Indem man den Widerstand der kleinen Kapillargefäße misst. Die Kapillarresistenz lässt sich leicht messen. Man muss nur mit diesem kleinen Gerät ein Vakuum in diesem Glasgefäß herstellen und kann mit einem Manometer in Quecksilberzentimetern den so hergestellten Druckabfall messen. Zur Durchführung der Messung legt man das Gerät an die Haut und schafft ein Vakuum, bis winzige kleine Hämorrhagien *[Austreten von Blut aus einem Blutgefäß in das umliegende Gewebe. – Anm. d. Ü.]* erscheinen. Die Messung, die Sie hier *[auf dem Dia]* sehen, wurde bei einem Druck durchgeführt, der unter dem der Kapillarresistenz lag, aber wenn man einen Druck schafft, der 25 Quecksilberzentimetern auf dem Manometer entspricht – was im Allgemeinen der erforderliche Druck bei einem gesunden Mann ist –, fangen die ersten Kapillaren an zu platzen, und so hat man die Kapillarresistenz ermittelt. Diese Messung kann natürlich auch an Meerschweinchen oder anderen Tieren durchgeführt werden. Was geschieht bei dieser Messung unter der Haut? Ganz einfach: Die Kapillaren platzen. Hier sehen Sie das Bild eines geplatzten Haargefäßes, das mit einem Elektronenmikroskop aufgenommen wurde. Sie sehen die roten Blutzellen, die Lymphozyten, das Innere der Kapillare, die sie umgebenden Zellen und noch etwas, das sich wahrzunehmen lohnt, weil es sich mehr oder weniger wie Umhüllungsgewebe um die Zellenwand verhält: Kollagenfasern.

Und damit bin ich zu dem wichtigsten Element meiner damals neuen OPC-Entdeckungen gelangt: ihrer Wirkung auf Kollagen. Man könnte sagen, dass seit meiner Publikation dieser umfassenden Tabelle die Proanthocyanidine, OPC, als »Kollagenvitamine« betrachtet werden können, weil sie an der Biosynthese von Kollagen teilhaben und seine Zerstörung verhindern. Betrachten wir daher zuerst die Biosynthese. Wie Sie wissen, erfordert die Biosynthese von Kollagen Ascorbinsäure, Vitamin C, weil die Aminosäuren Prolin und Lysin hydroxyliert werden müssen, bevor sie als physiologisch aktives Kollagen inkorporiert werden können. Das OPC verhält sich wie der Co-Faktor von Vitamin C, verstärkt seine Wirkung und aktiviert somit die Kollagenproduktion. Man kann dies mit der Reparatur einer kaputten Leiter vergleichen, bei der nur noch zwei Sprossen übrig sind. Sie muss repariert werden und neue Sprossen erhalten. Dank OPC verstärkt sich das Kollagen durch Querverbindungen, die es physiologisch wieder funktionsfähig und stabil machen, wie im Bild der reparierten Leiter.

Aber ich brauche Ihnen, meine Damen und Herren, nicht zu erzählen, dass Sie eine Leiter nicht mit egal welchen Holzstücken reparieren können. Die Holzstücke müssen die richtige Größe haben und zwischen die beiden Seitenteile passen. Wenn Sie zu lange Holzstücke benutzen, wird die Leiter ganz krumm und nutzlos. Ich gebrauche dieses Bild, um klarzustellen, dass Sie mit einem Tannin oder andererseits einem Katechin Holzstücke hätten, die zu groß oder zu klein wären und niemals zwischen die Seitenteile passten. Die Seitenteile der Leiter sind die Kollagenfasern, und hier haben Sie beispielsweise ein Polyphenol, das sich zwischen die Seitenteile der Leiter einpassen will. Diese Polyphenolsubstanzen müssen über eine gewisse molekulare Größe verfügen, wenn sie das Kollagen reparieren sollen. OPC hat zufällig die richtige Größe und passt ganz genau zwischen die Kollagenfibern. Man kann das an der Kontraktion einer Kollagenfaser messen, die mit heißem Wasser in Berührung kommt. Sobald das heiße Wasser aufgedreht wird, zieht sich die Kollagenfaser zusammen. Wir erkennen dies sehr gut an der schnellen Kontraktion der Kontrollfasern. Gleiches gilt für Fasern, die zum ersten Mal in Kontakt kommen mit dem, was ich die »gewöhnlichen« Bioflavonoide nennen würde. Bei Katechinen verzögert sich die Kontraktion etwas. Das bedeutet, dass das Kollagen etwas stärker ist. Und auch wenn Tannine für eine noch längere Verzögerung sorgen, erhält man bei OPC die längste Kontraktionszeit. Je länger die Kontraktionszeit, desto besser wurde das Kollagen repariert. Hier sehen Sie wieder einmal eine Bestätigung der Tatsache, dass Sie Moleküle einer bestimmten Größe brauchen, damit die Reparatur auch ausgeführt werden kann. Man kann zerstörtes Kollagen nicht einfach mit egal was reparieren.

Mein Labor führte andere Experimente mit Meerschweinchen durch, um zu beweisen, dass OPC der Co-Faktor von Vitamin C ist. Wir experimentierten mit in vier Gruppen aufgeteilten Tieren. Der ersten Gruppe wurde Vitamin C vollkommen entzogen. Die Meerschweinchen lebten ungefähr fünf Wochen und starben dann an Skorbut. Eine Kontrollgruppe erhielt eine ausgeglichene Ernährung mit viel Vitamin C, und im Verlauf des Experiments überlebte sie nicht nur, sondern nahm auch an Gewicht zu. Aber wir entdeckten etwas sehr Interessantes in den beiden anderen Gruppen, wo den Meerschweinchen etwas weniger Vitamin C verabreicht wurde, wenngleich nicht genug zum Überleben. Hier sehen Sie die Kurve, die man erhält, wenn man den Meerschweinchen die gleiche unzureichende Menge an Vitamin C gibt, diesmal aber zusätzlich OPC: Die Tiere überleben. Wenn man OPC der Ascorbinsäure hinzufügt, verlängert und verstärkt sich deren Wirkung. Man kann daher sagen, dass OPC der Co-Faktor von Ascorbinsäure ist. Und es gibt keine bessere Art, die wohltuende Wirkung von OPC auf Vitamin C zu beweisen. Hier – ich werde dieses Thema sehr schnell abhandeln – sehen Sie den Beweis, dass OPC Enzyme hemmt, die das Kollagen zerstören, wie Elastase, und allgemein Enzyme hemmt, die Proteine angreifen. Schließlich, wenn wir zu der letzten Tabelle zurückkehren, sehen wir, dass unter diesen Bedingungen Proanthocyanidine eine Rolle beim Aufbau von Kollagen spielen und seine Zerstörung durch solche Enzyme verhindern, die die Kollagenzerstörung beschleunigen, wie Kollagenasen.

Wie Sie wissen, gibt es gewisse Krankheiten, bekannt als Kollagen-Krankheiten, die durch eine Hyperaktivität dieser zerstörerischen Enzyme gekennzeichnet sind. Diese Experimente bewiesen die therapeutische Wirkung von OPC auf den Blutkreislauf. Angesichts der Tatsache, dass die Wand eines Blutgefäßes, das Endothel, voller Kollagen ist, was die Elastizität und die Resistenz des Gefäßes sichert, folgt daraus, dass man, wenn man das Kollagen schützt, indem man die Qualität des Kollagens verbessert, gleichzeitig auch die Qualität des Blutgefäßes selbst verbessert.

Wir mussten auch beweisen, dass OPC bioverfügbar ist. Und dies war keineswegs offensichtlich, weil polymerisiertes OPC Tanninen ähnelt, und wir wussten ja, dass Tannine nicht bioverfügbar sind. Oral eingenommene Tannine durchdringen nicht die Darmwand. Wie konnten wir also beweisen, dass OPC diese Wand durchdringt? Mit anderen Worten, wie konnten wir beweisen, dass oral eingenommenes OPC bei Tieren wie bei Menschen schließlich mehr oder weniger überall im Körper sein würde? Hierfür markierten wir OPC aus Trauben mit radioaktivem Kohlenstoff 14. Natürlich konnten wir die Pinien aus der Gegend von Les Landes nicht markieren, da wir sie nicht in unser Labor mitnehmen konnten; also züchteten wir stattdessen »Mini-Weinreben«. Diese hielten wir 45 Tage lang in einer kohlensäurereichen Atmosphäre, wofür wir radioaktiven Kohlenstoff 14 benutzten. Die Photosynthese dauerte 45 Tage, und besonders verband sich das OPC mit dem radioaktiven Kohlenstoff. Als wir nach 45 Tagen die Blätter von den Reben pflückten und sie im Dunkeln auf Fotopapier legten, erhielten wir »Auto-Röntgenstrahlen«: Die Traubenblätter waren radioaktiv und fotografierten sich selbst. Wenn man also einem Tier Proanthocyanidine gibt, OPC, das aus mit radioaktivem Sauerstoff behandelten Traubenkernen gewonnen wurde, wird ihre Verteilung im Körper durch die Radioaktivität messbar, die von jedem tierischen Organ ausgeht, wie man an dieser Tabelle ablesen kann. In dieser Tabelle haben wir die Radioaktivität des gesamten Blutes bei 1 angesetzt, und Sie sehen, dass die Aorta gleichzeitig die höchste Radioaktivität aufweist. Wenn die Gesamtblutradioaktivität bei 1 ist, so ist die der Aorta sieben- bis achtmal höher. Das bedeutet zunächst

einmal, dass OPC sich im ganzen Körper verbreitet, aber
eine besondere Affinität zu dem vaskulären System aufweist.

Wenn Sie eine Scheibe des Tieres nehmen – dies ist der
Querschnitt einer in flüssigem Helium gefrorenen Maus –
und sie auf einen radiographischen Film legen, erscheinen
alle radioaktiven Stellen als weiße Flecken. Hier ist zum
Beispiel der Querschnitt der Aorta und der Haut. Kurz
gesagt, verbreitet sich die Radioaktivität durch den ganzen
Körper, ein Beweis dafür, dass OPC bioverfügbar ist. Hier
sehen Sie die Radioaktivität auf einer Vergrößerung des
Tierherzens, und Sie sehen, wie viel OPC sich tatsächlich
an das Kollagen in den Wänden der Arterien heftet, die das
Blut zum und vom Tierherzen transportieren.

Es ist keineswegs selbstverständlich, dass andere Polyphenole ebenfalls bioverfügbar sind. Ich habe darauf hingewiesen, dass Tannine es nicht sind, und es gibt ein weiteres
Polyphenol namens Rutin oder Rutosid, das als Nahrungsergänzungsmittel viel verkauft wird. Sicher verfügt es auch
über eine gewisse Wirkung, zweifellos, aber als wir Rutosid
mit Kohlenstoff 14 markierten, wie wir dies mit dem OPC
aus Traubenkernen gemacht hatten, und es an ein Tier
verfütterten, konnten wir nur im Darmtrakt Radioaktivität entdecken. Ganz offensichtlich musste das Rutosid ja
irgendwo sein, aber es war im Darm verblieben. Wir mussten den Umriss des Tierkörpers einzeichnen, da einzig der
Darm radioaktiv war, und sonst nichts. Dies beweist, dass
dieses Flavonoid nicht bioverfügbar ist. Immer noch wird
es als Arzneimittel verkauft, was natürlich für diejenigen
angenehm ist, die damit ihr Geld verdienen, aber es ist
nicht erprobt wie OPC.

Ich komme nun zum letzten Teil meines Vortrags [...]. Wie Sie sich erinnern, beschäftigte ich mich in meiner ersten Arbeit mit Erdnüssen. Diese enthalten Öl, und wie zufällig ist dieses Öl von einer OPC-haltigen Haut umhüllt. Anschließend arbeitete ich über die Pinie aus der Gegend von Les Landes, die ein Harz enthält, das sehr anfällig für Oxidation ist, und wiederum wie zufällig wird dieses Harz ebenfalls durch eine Art »Rindenschale«, die reich an OPC ist, beschützt. Im dritten Fall wandte ich mich den Traubenkernen zu. Ich habe bereits dargestellt, dass Traubenkerne ein Öl enthalten, das sehr reich an Polyäthylenfettsäuren ist, und siehe da, auch Traubenkerne sind von einem stark OPC-haltigen Bereich umgeben. Kurzum, Pflanzen ergreifen die Vorsichtsmaßnahme, sich mit OPC zu umgeben, wenn sie sich gegen Oxidation schützen müssen. Warum sollten wir Menschen nicht das Gleiche tun? Auch wir haben Gründe, uns vor den Auswirkungen von Sauerstoff zu fürchten. Ich stellte mir diese Frage, und bei dem Versuch, sie zu beantworten, entdeckte ich die ausgesprochen starke Schutzwirkung von OPC gegen die freien Sauerstoffradikale.

Dies ist das Foto eines Buches. Dieses Buch aus meiner Bibliothek ist hundert Jahre alt und vergilbt wie alle alten Bücher. Trotz sorgfältigen Umgangs hat Sauerstoff dazu geführt, dass das Papier gelb wurde, wie jeder selbst sehen kann. Ebenfalls kann jeder leicht das Folgende überprüfen. Nehmen Sie eine Seite aus einer Zeitung, und legen Sie sie an einem schönen Sommertag in die Mittagssonne, und zwar mit einem dunklen Teller, den Sie mitten auf das Papier stellen. Lassen Sie die Zeitung drei Stunden in der Sonne. Nach diesen drei Stunden werden Sie bemerken, dass die Zeitung sich fast so stark gelb gefärbt hat wie das alte Buch in einem Jahrhundert. Was ist geschehen? Eindeutig hat sich die Zeitung unter dem Teller nicht gelb verfärbt, wo sie vor der Sonne geschützt war. Das bedeutet, dass Sauerstoff durch das Sonnenlicht verstärkt dazu neigt, sich in freie Radikale zu verwandeln. Mit anderen Worten, molekularer Sauerstoff wird zu radikalem Superoxid und zum großen Kummer der Moleküle, die ihm im Weg stehen, denn sie haben gute Chancen, in Stücke zerbrochen zu werden. Die Wirkung hiervon auf Kollagen wird an dem Bild der alten Landfrau aus den Bergen Perus deutlich. Ich brauche Ihnen nicht zu sagen, dass hier ein Beispiel von stark beschädigtem Kollagen bei einem Menschen vorliegt, der mehr als 60 Jahre in Höhenluft verbracht hat und daher nicht nur dem Sauerstoff, sondern auch dem Sonnenlicht und freien Radikalen ausgesetzt war.

All dies ist ziemlich banal und allseits bekannt. Aber vielleicht führt es uns zu der Annahme, dass dieser Prozess nur das Äußere unserer Körper betrifft. Dem ist jedoch nicht so. Jede Zelle in unserem Körper muss Moleküle beseitigen, und im Allgemeinen gebrauchen Zellen Sauerstoff, um die nicht mehr brauchbaren Moleküle fortzuschaffen, lästige Moleküle, die sie in ihrem Zytoplasma nicht gebrauchen können. Einige dieser Moleküle können jedoch nicht von den Sauerstoffmolekülen beseitigt werden, die wir atmen. Unsere eigenen Körper verwandeln einen Teil des Sauerstoffs in freie Radikale. Tatsächlich haben wir in unseren Körpern freie Radikale, die wir selbst hervorbringen, um das Innere unserer Zellen von den Substanzen zu befreien, wie das »X«, das von dem normalen Sauerstoff, den wir atmen, nicht oxidiert werden kann. Sie sehen also, dass freie Radikale eine physiologische Aufgabe erfüllen. Zufällig könnte »X« Alkohol sein. Alkohol ist eine der Substanzen, die freie Radikale erfordern, um aus unseren Zellen entfernt zu werden. All dies ist kaum tröstlich, aber wir haben gewisse natürliche Abwehrmechanismen. Die Art, wie unser Körper freie Radikale einsetzt, um seine Zellen zu entgiften, ist ein wenig so, wie wenn man eine Fliege mit einer Kalaschnikow tötet. Effektiv zwar, aber mit beträchtlichem Schaden für alles, was die Fliege umgibt. Um also diesen »Overkill« zu vermeiden, haben wir Schutzsysteme in Form von Enzymen, wie Superoxid Dismutase, Glutathion Peroxidase, Katalase. Sie verhindern, dass die anfängliche Reaktion durch das Superoxidmolekül zu einer Kettenreaktion führt; sie verhindern, dass auf die Produktion von Superoxid eine ganze Armee an freien Radikalen folgt. All dies funktioniert sehr gut, aber ... diese Enzyme sind Proteine, und mit zunehmendem Alter lässt unsere Fähigkeit nach, Proteine zu synthetisieren. Außer dem Alter gibt es noch genetische Schwächen, die unsere Fähigkeit zur Proteinsynthese beeinträchtigen.

Nun werden Sie sagen: »Aber es gibt doch Vitamine, Vitamin E und Vitamin C. Sie sind Antioxidanzien, die eine Rolle in unserem natürlichen Abwehrsystem spielen.« Das tun sie in der Tat, aber nur, wenn wir Nahrung zu uns nehmen, die genügend davon enthält. Auch wir können nicht immer die Dosen an Vitamin C und E kontrollieren, die wir täglich zu uns nehmen. Und außerdem zieht die extrem ungesunde moderne Praxis strenger Diäten oft einen äußerst unzureichenden Vitaminverbrauch nach sich. Das Ergebnis ist, dass viele Menschen einen Überschuss an freien Radikalen produzieren. Wir können unseren Glückssternen für die Existenz von Neutralisierern der Radikalen danken, Substanzen, die uns im Kampf gegen freie Radikale unterstützen. Diese Substanzen sind OPC. Ich werde es Ihnen beweisen. Dies ist DPPH, Diphenyl-Picryl-Hydrazyl, ein freies Radikal. Wenn man nach und nach zum Beispiel OPC dem DPPH hinzufügt, hört die Radikalenwirkung auf. Hier sehen Sie das DPPH ohne OPC, mit ein wenig OPC und mit genügend OPC, um die vollständige Unterdrückung der Radikalenwirkung sicherzustellen. Dies alles kann man mit bloßem Auge beobachten. Hier haben Sie das freie Radikal, das gefärbt ist und allmählich seine Farbe verliert und verschwindet, während wir der Lösung mehr OPC hinzufügen. Sie mögen einwenden, dass all dies schön und gut sei, aber dass es nur *»in vitro«* geschieht, dass es nicht real ist. Die Frage lautet daher, geschieht dies wirklich in unseren Körpern? Ich habe schon vorgeführt, dass OPC bioverfügbar ist und von unserem Gewebe absorbiert wird. Ich habe also ein Experiment durchgeführt, indem ich mich selbst als Meerschweinchen benutzte. Ich applizierte etwas Dithranol, einen Stoff, der freie Radikale produziert, auf meinem Arm. 48 Stunden später wies die Haut auf meinem Arm Läsionen auf, die für die Wirkung freier Radikale typisch sind, außer an den Stellen, wo ich die Haut fünf Minuten nach dem Auftragen von Dithranol mit ein wenig OPC-haltiger, auf Traubenkernen basierender Salbe einrieb. Sie sehen hier, dass die Reaktion auf die Radikale viel schwächer ist. Das beweist, dass die antiradikale Wirkung auch in lebendem Gewebe stattfindet.

Dies alles führte dazu, dass ich 1987 dieses Patent anmeldete. Ein US-Patent, das mir gewährt wurde für einen »Pflanzenextrakt mit einem proanthocyaniden Inhalt, als therapeutischer Wirkstoff mit radikalenentschärfender Wirkung und zu selbigem Gebrauch«. Ich muss sagen, dass dieses Patent in gewissen Kreisen dieses Landes nicht mit uneingeschränkter Freude aufgenommen wurde. Einige Leute fragten sich, woher ich die Frechheit nahm, direkt unter ihren Augen ein Patent anzumelden. Aber so war es nun einmal. Wenn man 40 Jahre lang geforscht hat, würde ich sagen, hat man das Recht, ein paar Patente anzumel-

den. Und ich habe Patente überall in der Welt angemeldet. Wie auch immer, das US-amerikanische Patentamt in Washington hat mir dieses Patent freundlicherweise genehmigt, und ich bin sehr stolz darauf, für diese Entdeckung Inhaber eines Patents der Vereinigten Staaten zu sein.
Ein paar abschließende Worte zu dem »französischen Paradox«. Ich verspreche, mich kurz zu fassen. Sie sehen hier das Foto eines Referats, das ich 1961 veröffentlichte. Darin argumentierte ich, dass Wein dank der darin enthaltenen »flavonischen Derivate« das Cholesterin senkt. So nannten wir seinerzeit Proanthocyanidine. Das Wort Proanthocyanidin wurde erst 1970 geprägt, deshalb sprachen wir noch von flavonischen Derivaten. Ich hielt dieses Referat vor einer internationalen medizinischen Konferenz über den Gebrauch von Wein und Weintrauben. Im Publikum befand sich der Dekan der medizinischen Fakultät der University of California in Los Angeles (UCLA), Milton Silverman. Als ich fertig war, erhob sich Herr Silverman und sagte: »Lieber Professor, bitte kommen Sie zu uns, und halten Sie diesen Vortrag an der UCLA, ich bin überzeugt, dass er ein großer Erfolg wird. In heutiger Zeit, im Jahr 1961, gibt es zwei Dinge, vor denen die Amerikaner sich am meisten fürchten: Kommunismus und Cholesterin.« Ich beschließe diesen Vortrag, indem ich Ihnen zeige, dass das »französische Paradox« schon 1961 ein integraler Bestandteil meiner Arbeit war.
Ich danke Ihnen für Ihre Aufmerksamkeit.

Literatur

Agarwal C. et al.: „A Polyphenolic Fraction from Grape Seeds Causes Irreversible Growth Inhibition of Breast Carcinoma MDA-MB468 Cells by Inhibiting Mitogen-activated Protein Kinases Activation and Inducing G1 Arrest and Differentiation", in: Clinical Cancer Research, 2000, 6 (7), S. 2921-30

Alberto, M.R.: „Antimicrobial effect of polyphenols from apple skins on human bacterial pathogens", in: Electron. J. Biotechnol., 2006, 9 (3) Valparaíso, online-version

Amsellem, M. et al.: „Endotélon dans le traitement des troubles veino-lymphatiques du syndrome prémenstruel – Etude multicentrique sur 165 patientes", in: Tempo Médical no. 282, nov. 1987

Baruch, J.: „Effet de l'Endotélon dans les œdèmes post-chirurgicaux. Résultats d'une étude en double aveugle contre placebo sur trente-deux patientes", in: Ann. Chir. Plast. Esthét. 1984, vol. XXIX, no. 4

Belcaro G. et al.: „Treatment of osteoarthritis with Pycnogenol. The SVOS (San Valentino Osteo-arthrosis Study). Evaluation of signs, symptoms, physical performance and vascular aspects", in: Phytother Res., 2008, 22(4), S. 518-523

Belcaro G. et al.: „Pycnogenol® improvements in asthma management", in: Panminerva Medica 53 2011, 3 Suppl. 1, S. 57-64

Belcaro, G. et al.: „Improvement in signs and symptoms in psoriasis patients with Pycnogenol® supplementation", in: Panminerva Medica 56 (1) 2014, S. 41-48

Belcaro, G. et al.: „Pycnogenol® improves cognitive function, attention, mental performance and specific professional skills in healthy professionals aged 35-55", in: Journal of Neurosurgical Sciences, 2014, 58(4), S. 239-48

Belcaro, G. et al.: „The COFU3 Study. Improvement in cognitive function, attention, mental performance with Pycnogenol® in healthy subjects (55-70) with high oxidative stress", in: Journal of Neurosurgical Sciences, 2015, 59(4), S. 437-46

Beylot, C., Bioulac, P.: „Essai thérapeutique d'un angioprotecteur périférique, l'Endotélon", in: Gaz. Méd. de France 87, No. 22 du 13/6/1980

Cao, A.H. et al.: „Beneficial clinical effects of grape seed proanthocyanidin extract on the progression of carotid atherosclerotic plaques", in: Journal of Geriatric Cardiology (JGC), 2015, 12(4), S. 417-423

Cesarone, M.R. et al.: „Kidney flow and function in hypertension: protective effects of pycnogenol in hypertensive participants - a controlled study", in: Journal of Cardiovascular Pharmacology and Therapeutics, 2010, 15(1), S. 41-46

Chayasirisobhon S.: „Use of a Pine Bark Extract and Antioxidant Vitamin Combination Product as Therapy for Migraine in Patients Refractory to Pharmacologic Medication", in: Headache 2006, 46(5), S. 788-793

Diedrich, C.M., Simons, Anne: Das Teebaumöl Praxisbuch. Bern, München, Wien 1996

Frankel, E.N. et al.: „Inhibition of oxidation of human low density lipoprotein by phenolic substances", in: The Lancet, 1993, 341, S. 454-457

Grossi, M.G. et al.: „Improvement in Cochlear Flow with Pycnogenol® in patients with tinnitus: a pilot evaluation", in: Panminerva Med. 2010, 52 (2 Suppl 1), S. 63-67

Hertog, M.G.L. et al.: „Dietary Antioxidant Flavonoids and Risk of Coronary Heart Disease", in: The Lancet, 23. Okt. 1993

Hosseini, S. et al.: „A randomized, double-blind, placebo-controlled, prospective, 16 week crossover study to determine the role of Pycnogenol in modifying blood pressure in mildly hypertensive patients", in: Nutrition Research, 2001, 21(9) S. 1251-1260

Hughes-Formella, B. et al.: „Anti-inflammatory and skin-hydrating properties of a dietary supplement and topical formulations containing oligomeric proanthocyanidins", in: Skin Pharmacol Physiol., 2007, 20(1), S. 43-49

Jones, Frank: Mit Rotwein gegen Herzinfarkt. Köln 1996

Kenny, Thomas P. et al., „Immune Effects of Cocoa Procyanidin Oligomers on Peripheral Blood Mononuclear Cells", in: European Journal of Pharmacology, 2013, 714(1-3), S. 218-228

Kilham, Chris: OPC The Miracle Antioxidant. How it acts to prevent disease, restore health and upgrade quality of life. New Canaan, Connecticut 1997

Kohama, T., Negami, M., „Effect of low-dose French maritime pine bark extract on climacteric syndrome in 170 perimenopausal women: a randomized, double-blind, placebo-controlled trial", in: J Reprod Med. 2013, 58 (1-2), S. 39-46

Laparra, J., Masquelier, J., Michaud, J. : Action des Oligomères Procyanidoliques sur le Cobaye Carencé en Vitamine C. Travaux originaux. Université de Bordeaux 1976

Leger, A.S.St. et al.: „Factors Associated with Cardiac Mortality in Developed Countries with Particular Reference to the Consumption of Wine." The Lancet, 12 May 1979

Liu X. et al.: „Pycnogenol®, French maritime pine bark extract, improves endothelial function of hypertensive patients", in: Life Sciences 74, 2004, S. 855-862

Luzzi R. et al. „Pycnogenol® supplementation improves cognitive function, attention and mental performance in students", in: Panminerva Med., 2011, 53 (3), S. 75-82

Luzzi R. et al: „Normalization of cardiovascular risk factors in peri-menopausal women with Pycnogenol®", in: Minerva Ginecol. 2017, 69 (1), S. 29-34

Luzzi, R. et al.: „Improvement in symptoms and cochlear flow with Pycnogenol in patients with Meniere's disease and tinnitus", in: Minerva Med, 2014, 105 (3), S. 245-54

Marini, A. et al.: „Pycnogenol® effects on skin elasticity and hydration coincide with increased gene expressions of collagen type I and hyaluronic acid synthase in women", in: Skin Pharmacology and Physiology 2012, 25 (2), S. 86-92

Masquelier, Jack: „Action protectrice du vin sur l'ulcère gastrique", in: Résultats, p. 61

Masquelier, Jack: „Premier American Scientific Address", Vortrag in Baltimore vom 18. Oktober 1996

Masquelier, Jack, Schwitters, Bert: A Lifetime Devoted to

OPC and Pycnogenols. Jack Masquelier's pioneering and innovative role in the isolation, identification and application of oligomeric proanthocyanidins / OPC. Rom 1997

Ni, Z., Mu, Y., & Gulati, O.: „Treatment of melasma with pycnogenol", in: Phytother Res (16), 2002, S. 567-571

Parienti, J.J., Parienti-Amsellem, J.: „Les œdèmes post-traumatiques chez le sportif: essai contrôlé de l'Endotélon", in: Gazette Médicale de France 90, No. 3 du 21.1.1983

Pecking, A., Desprez-Curely, J.P., Megret, G.: „Oligomères procyanidoliques dans le traitement des lymphœdèmes post-thérapeutiques des membres supérieurs", vorgetragen auf dem Symposium Satellite, Congrès International d'Angiologie, Toulouse, 4.-7. Oktober 1989

Reimann, H. J. et al.: „Histamine and Acute Haemorrhagic Lesions in Rat Gastric Mucosa: Prevention of Stress Ulcer Formation bei (+)-catechin, an Inhibitor of Specific Histidine Decarboxylase in vitro", in: Agents and Actions Bd. 7/1, Birkhauser Vlg., Universität Marburg, Bd. 7/1 (1977)

Sano, Atsushi et al.: „Proanthocyanidin-rich grape seed extract reduces leg swelling in healthy women during prolonged sitting", in: Journal of the Science of Food and Agriculture, 2013, 93 (3), S. 457-462

Sarrat, L.: „Abord thérapeutique des troubles fonctionnels des membres inférieurs par un microangioprotecteur l'Endotélon", in: Bordeaux Méd. 11, 1981, S. 685-8

Schwitters, Bert (in Zusammenarbeit mit Prof. Jack Masquelier): OPC in Practice. The Hidden Story of Proanthocyanidins, Nature's Most Powerful and Patented Antioxidant. Rom 1995 (2. Aufl.)

Schwitters, Bert: „Masquelier's TM Original OPCs and 10 grape seed extracts. An Independent, Reproducible State-of-the-art Comparative Analysis“: Special Inc. Report, U.S.A. November 1997

Schwitters, Bert: Dr. Masquelier's Mark on Health. Rom 2004

Simons, Anne: Das OPC-Arbeitsbuch. Coburg 2004

Simons, Anne: Frauen leben länger mit OPC. München 2018

Simons, Anne: Cholesterin senken mit OPC. München 2021

Simons, Anne: Das Schwarzkümmel Praxisbuch. Bern, München, Wien 1997

Simons, Anne: Öle für Körper und Seele. Wundermittel der Natur. Das umfassende Praxisbuch. München 1997

Simons, Anne: The Bible of Natural Healing Agents. München 2001

Simons, Anne: Maya-Medizin. München 2000

Simons, Anne: Die Kunst der Selbstverjüngung. Ganzheitliches Anti-Aging. München 2004

Sung, N.Y. et al: „The procyanidin trimer C1 induces macrophage activation via NF-$\varkappa$B and MAPK pathways, leading to Th1 polarization in murine splenocytes“, in: Eur J Pharmacol. 2013, 714, S. 218-28

Suzuki, N. et al.: „French maritime pine bark extract significantly lowers the requirement for analgesic medication in dysmenorrhea: a multicenter, randomized, double-blind, placebo-controlled study", in: J Reprod Med. 2008 May, 53 (5), S. 338-46

Takahashi, T. et al.: „Proanthocyanidins from grape seeds

promote proliferation of mouse hair follicle cells in vitro and convert hair cycle in vivo", in: Acta Derm Venereol 1998 Nov, 78 (6), S. 428-32

Trebatická J. et al.: „Treatment of ADHD with French maritime pine bark extract, Pycnogenol", in: Eur Child Adolesc Psychiatry, 2006, 15 (6), S. 329-35

Uchida, Edamatsu et al.: „Condensed tannins scavenge active oxygen free radicals", in: Med. Sci. Res. (15) 1987, S. 831f.

Vinciguerra G. et al.: „Cramps and muscular pain: prevention with Pycnogenol® in normal subjects, venous patients, athletes, claudicants and in diabetic microangiopathy", in: Angiology, 2006, 57, S. 331-339

Vogels, Neeltje et al.: „The effect of grape-seed extract on 24 h energy intake in humans", in: European Journal of Clinical Nutrition, 2004, 58, S. 667-673

Walker, Morton: „Medical Journalist Report of Innovative Biologics: The Nutritional Therapeutics of Masquelier's Oligomeric Proanthocyanidins (OPCs)", in: Townsend Letter for Doctors & Patients, Feb/Mar 1998, S. 84-92

Weseler, Antje R. et al.: „Pleiotropic benefit of monomeric and oligomeric flavanols on vascular health – a randomized controlled clinical pilot study, PLoS ONE 2011, 6 (12)

Wilson, D. et al.: „A randomized, double-blind, placebo-controlled exploratory study to evaluate the potential of pycnogenol for improving allergic rhinitis symptoms", in: Phytother Res., 2010, 24 (8), S. 1115-9

Worm, Nicolai: Täglich Wein. Gesünder leben mit Wein

und mediterraner Ernährung. Bern und Stuttgart 1997 (4. Aufl.)

Yamakoshi J. et al.: „Oral intake of proanthocyanidin-rich extract from grape seeds improves chloasma", in: Phytother Res., 2004, 18 (11), S. 895-99

Yang, H-M. et al., „A randomized, double-blind, placebo-controlled trial on the effect of Pycnogenol® on the climacteric syndrome in peri-menopausal women", Acta Obstet Gynecol Scand, 2007, 86, S. 978-985

Zandi, P. et al: „Reduced risk of Alzheimer disease in users of antioxidant vitamin supplements: the Cache County Study", in: Arch Neurol, 2004, 61(1), S. 82-88

Infotipp

Prof. Dr. Jack Masquelier, Entdecker und führende Kapazität auf dem Gebiet der OPC-Forschung, hat die Grundlagen für ein standardisiertes Verfahren entwickelt, welches sicherstellt, dass der OPC-Gehalt hochkonzentriert in immer gleichbleibender, erstklassiger Güte vorliegt. Solche Produkte werden ständig auf Reinheit und Qualität geprüft; nur sie sind von ihm autorisiert. Nach den uns vorliegenden Informationen geht man dann kein Risiko ein, wenn man Produkte kauft, die OPC von der International Nutrition Company (INC) enthalten (www.masqueliers. com).

Register